AF274741

EL NIÑO INCOMPRENDIDO

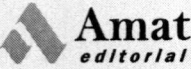

Amat
editorial

Amat Editorial, sello editorial especializado en la publicación de temas que ayudan a que tu vida sea cada día mejor. Con más de 400 títulos en catálogo, ofrece respuestas y soluciones en las temáticas:

- Educación y familia.
- Alimentación y nutrición.
- Salud y bienestar.
- Desarrollo y superación personal.
- Amor y pareja.
- Deporte, fitness y tiempo libre.
- Mente, cuerpo y espíritu.

E-books:
Todos los títulos disponibles en formato digital están en todas las plataformas del mundo de distribución de e-books.

Manténgase informado:
Únase al grupo de personas interesadas en recibir, de forma totalmente gratuita, información periódica, newsletters de nuestras publicaciones y novedades a través del QR:

Dónde seguirnos:

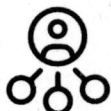

 | @amateditorial

   | Amat Editorial

Nuestro servicio de atención al cliente:
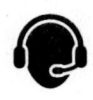
Teléfono: **+34 934 109 793**
E-mail: **info@profiteditorial.com**

Josep Artigas (editor)
Neus Buisán, Cristina Carmona, Katy García
Sílvia Noguer, Eugenia Rigau

EL NIÑO INCOMPRENDIDO

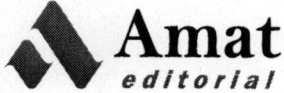

© Autores: Neus Buisán, Cristina Carmona, Katy García, Sílvia Noguer, Eugenia Rigau; Editor: Josep Artigas, 2014, 2025
© Profit Editorial I., S.L., 2025
   Amat Editorial es un sello de Profit Editorial I., S.L.
   Travessera de Gràcia, 18-20, 6º 2ª. 08021 Barcelona

Diseño de cubierta: XicArt
Maquetación: www.eximpre.com

ISBN: 978-84-10451-31-5
Depósito Legal: B 5786-2025

Impresión: Gráficas Rey
Impreso en España - *Printed in Spain*

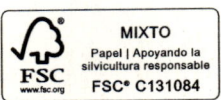

No se permite la reproducción total o parcial de este libro, ni su incorporación a un sistema informático, ni su transmisión en cualquier forma o por cualquier medio, sea electrónico, mecánico, por fotocopia, por grabación u otros métodos, sin el permiso previo y por escrito del editor. La infracción de los derechos mencionados puede ser constitutiva de delito contra la propiedad intelectual (Art. 270 y siguientes del Código Penal). Diríjase a CEDRO (Centro Español de Derechos Reprográficos) si necesita fotocopiar o escanear algún fragmento de esta obra www.cedro.org; teléfono 91 702 19 70 - 93 272 04 45).

Índice

ÍNDICE

Prólogo

Proverbio Masai:

«Pequeñas gotas de agua llenan un océano»

Cada uno debe decirse a sí mismo que esa pequeña contribución resulta decisiva en el momento de la suma de esfuerzos. Nunca me gustó la frase, «nadie es imprescindible», me gusta más «todos somos necesarios».

Mi hijo David con seis años era un niño espabilado, con razonamientos estructurados y sí, con un fuerte carácter e ideas claras para su edad, tozudo, y a veces con rabietas. Yo no podía entender que su tutora me dijera que no avanzaba en la escuela, que su letra fuera pésima, sus dibujos de un niño dos años más pequeño, y que le costara seguir el nivel de sus compañeros, que estaba abocado, según la Psicóloga de la escuela, al fracaso escolar, y que la solución pasaba porque yo dejara de trabajar y le dedicara más tiempo. Con seis años, ¿ya le cuestionaban su futuro?

Once años después David es universitario, pero su trayectoria no ha sido fácil. Eso sí, simplemente tuvo suerte, mucha más suerte que otros afectados de TDAH.

Todo es suerte en esta vida y eso lo he constatado más tarde en las muchas entrevistas que he tenido con las familias de los afectados de TDAH. La pediatra que controlaba a David, Francesca Esclusa sabía, con sólo comentarle mis inquietudes, a quién me tenía que dirigir, para analizar si realmente había algún problema y me canalizó al Dr. Josep Artigas, neuropsicólogo infantil. Ahí empezó la buena suerte de David, ahí comenzó su análisis de diagnóstico y ahí fue donde me di de bruces con la realidad: padecía un trastorno denominado TDAH (trastorno de déficit de atención/hiperactividad). Había muy pocos especialistas que conocieran el trastorno y pocos pediatras que conocieran qué querían decir las siglas TDAH: ¿veis la suerte de David? Su pediatra sí sabía de qué le hablaba. Es más, sabía que, hubiera o no un trastorno, había que estudiarlo y no dejar pasar el tiempo esperando que el niño «madurara». Esa era una respuesta muy típica de los profesionales.

Es entonces cuando surge la idea de constituir la Asociación TDAH-Vallès, «Pequeñas Gotas». En una primera etapa de 4 años, un grupo de padres de niños afectados, Vicenç López, Mónica Castán y Francesc Vigo, iniciamos la aventura. Fue una época de mucha «hiperactividad», de muchas horas entendiendo nosotros mismos el trastorno, pero ayudados y acompañados desde entonces y hasta ahora por algunos de los autores de este libro: Josep Artigas, Sílvia

Noguer, Carmen Brun, Aurora Gelabert, Montserrat Baule-
na, Olga Ventosa y Ana Gómez, dando forma a los primeros
cursos de reeducadores, de entrevistas con las distintas
Administraciones Públicas. Poco a poco nos fuimos conso-
lidando y conseguimos hacer visible un trastorno hasta la
fecha «invisible».

La segunda etapa con la incorporación de nuevos compañeros, Mª Elena Canales, Felicidad Ordóñez y Jordi de la
Encarnación, ha sido una etapa de crecimiento, de mucho
trabajo de campo con las familias, pero sobre todo una etapa de evolución, donde intentamos trabajar desde una óp-
tica más global del trastorno dada su gran cormobilidad.
Con la ayuda de Katy García, Eugenia Rigau, Laura Ibáñez y
Neus Buisán que han colaborado desde su gran profesio-
nalidad y experiencia a formar a muchos profesionales que
han pasado por la Asociación.

Pero hay más «Gotas»: las distintas Administraciones Públicas que han apoyado nuestro esfuerzo desde el primer día,
Maria Ramoneda, Concejal de Salut del Ajuntament de Sabadell y Carme García de la Diputació de Barcelona, a quien
queremos agradecer especialmente su colaboración, y la
del área de Educación que ella representa, que ha contribuido a la edición de este libro, y por último a David Soler,
sin su asesoramiento no hubiéramos sido tan certeros en
la elección de la editorial a la cual queremos agradecer dar-
nos la oportunidad de colaborar con ellos, especialmente a
Alexandre Amat por su gran compresión desde el primer
contacto.

Este libro es el «Océano» de la suma de «Pequeñas Gotas de agua», donde todos hemos sido necesarios. Tiene por objetivo ser un libro de cabecera de los maestros, profesores y profesionales médicos, y con ello contribuir a que «nunca más» se le niegue, a ningún niño, una oportunidad en su vida escolar.

Ana López y Campoy
Presidenta y Fundadora de TDAH-Vallès

Introducción

Las niñas y niños incomprendidos son niñas y niños que sufren, a veces en silencio, a veces gritando en el vacío, a veces deambulando ciegamente en un mundo adulto que no entiende –o no quiere aceptar– que cada uno de nuestros hijos es distinto de sus compañeros, distinto de sus hermanos y, casi siempre, distinto de cómo quisiéramos los padres o los profesores. Este libro habla de un 15-20% de la población infantil, cuya vida puede transcurrir tristemente por el hecho de ser niños que no se ajustan a expectativas que los adultos hemos diseñado para ellos.

Walt Disney, el excelente creador de películas infantiles, sostenía la siguiente idea: «*Imagino la mente del niño como un libro en blanco. Durante sus primeros años de vida, se escribirán muchas cosas en sus páginas. La calidad de lo que se escriba afectará profundamente a su vida*». Esta opinión, científicamente errónea, pero todavía bastante extendida, implica que nacemos como un libro en blanco. La conclusión inmediata es que si las páginas del libro de la vida del niño no nos gustan debe ser porque alguien ha hecho mal los deberes. ¿Padres que consienten demasiado a sus hijos?, ¿mamás que trabajan?, ¿padres separados?, ¿papás o mamás solteros?, ¿papás o mamás del mismo sexo?, ¿no recibió suficiente lactancia materna?, ¿profesores muy permisivos?, ¿crisis de autoridad?, ¿programas de televisión violentos?, ¿demasiado sexo?, ¿niños vagos?, ¿niños pasotas?, ¿niños que no quieren estudiar?... Si el libro de la vida del niño no nos gusta, siempre se puede encontrar una teoría que explique la razón. Tales teorías son fáciles de inventar y difíciles de discutir, entre otros motivos porque nadie se ha tomado la molestia de demostrarlas.

Los autores del libro comparten la experiencia de buscar una explicación al drama oculto de muchos niños que fracasan en el colegio, que no se portan bien en clase, que se pelean con los compañeros, que no saben leer, que hacen mala letra, que son torpes, que se despistan, que explotan, que todo lo hacen mal, que son un desastre, que son raros, que no saben hablar bien; o lo que es mucho peor, que todo les va mal y no saben lo que les pasa. Oímos en nuestra consulta día a día, frases como: «debo ser tonto», «debo ser un inútil», «odio leer», «no sé porque me porto mal», «no me puedo concentrar», «no me controlo», «se me escapan las ideas».

Este libro habla de niños cuya vida transcurre bajo la etiqueta de niños vagos, niños mal criados, niños malos, niños tontos, niños que no serán nada el día de mañana, niños inadaptados, niños cuyos padres son responsables de su «mala educación».

14

Piensa lector, qué ocurre si estas etiquetas son falsas, si la realidad es otra, si como adultos creemos tener la razón y no la tenemos.

Piensa lector, qué ocurre si resulta que el problema no es la televisión, ni los papás o las mamás, ni los celos de los hermanos.

Piensa lector, qué ocurre si ni el niño, ni nadie, ni nada tienen la culpa de que el libro de su vida no sea bonito.

Piensa lector, qué ocurre si resulta que un niño además de ser víctima de una vida triste, a causa de la incomprensión, se siente acusado de ser el culpable de su desventura.

Jackie Stewart, piloto escocés de Fórmula 1, campeón del mundo en 1969, 1971 y 1973, explica su experiencia, vivida a los 9 años, del primer día que tuvo que leer en clase delante de sus compañeros en la escuela primaria de su ciudad natal, Dumbarton. Bastantes años más tarde, recuerda el día de otoño, en 1948, cuando llegó el momento que tanto había temido. Por primera vez, la maestra le pidió que leyera en clase ante sus compañeros: «*Venga, Jackie, te toca a ti.*» Me pasó el libro y me soltó lo que tanto temía. «*Ahora, lee en voz alta desde el principio del capítulo*». Yo miré la página y sólo veía un montón de letras indescifrables. Todas las miradas se clavaron en mi imagen de chico descarado y atrevido. Pero tras un centelleo rápido de mis ojos, se derrumbó al instante mi aparente coraza de seguridad y autosuficiencia. Mientras me iba sonrojando, empecé a darme cuenta cómo mis compañeros de clase, sin duda, más listos que yo, empezaban a reír maliciosamente. Me sentí inmerso en una pesadilla y empecé a notar cómo brotaban las lágrimas. «*Ya está bien de hacerse el tonto*», grito la profesora enfadada. «*Nos estás haciendo perder el tiempo a todos. Date prisa y empieza a leer.*» «*No puedo,*» musité. Es imposible exagerar el dolor y la humillación que sentí este día mientras regresaba a mi pupitre, envuelto entre las estrepitosas carcajadas de casi todos mis compañeros. Día tras día, me sentía inferior. Empecé a sentir horror de ir a la escuela y buscaba cualquier excusa para quedarme en casa. Un resfriado, un dolor de barriga, me dolían las piernas. Todos los aspectos de mi vida parecían estar marcados por mi aparente falta de inteligencia. Me gustaba estar con algunos chicos y chicas, pero no querían ser mis amigos porque todos decían que yo era tonto del culo. Por este motivo empecé a juntarme con aquellos que se encontraban en una situación como la mía, pues ellos, por lo menos, no se reían de mí.

Cuarenta años más tarde, tras haber sido campeón mundial, relata el día que acudió con su hijo al médico a causa de los problemas escolares: «*Su hijo es disléxico, lo cual explica las dificultades que tiene en la escuela.*» Inmediatamente pregunte, «*¿y de dónde le puede venir eso?*». «*Bien, puede ser hereditario*», contestó el doctor. Pasados veinte minutos, después de 41 años de sentirme estúpido e inferior, yo fui diagnosticado de dislexia. Me sentí como si alguien me lanzara una mano y me salvara de ahogarme. Mi sensación de incompetencia fue borrada de golpe.

Esta experiencia explica porque Jakie Stewart, decía como presidente honorario de la asociación escocesa de dislexia en un Simposio: «*Ustedes jamás entenderán lo que se siente siendo disléxico. Da igual el tiempo que lleven trabajando en este campo, da igual si sus hijos son disléxicos; jamás entenderán lo que es ser humillado durante toda la infancia y que todos los días te enseñen a creer que jamás tendrás éxito en nada.*»

Esta historia quizás pueda parecer exagerada o truculenta. En absoluto. Es la historia de millones de niños, y millones de padres, que viven o han vivido experiencias muy similares. Hace unos pocos días, la mamá de un niño recién diagnosticado de TDAH, me envió el siguiente correo electrónico: *Sólo comentarle que cuando salimos de la consulta, Sergi con los ojos anegados me dijo «Madre, muchas gracias por hacer todo esto por mí.», cosa que me emocionó mucho.* Sergi en unos instantes, había dejado de sentirse malo, tonto y rebelde. Sergi, ahora podría creer en lo mucho que sus papás le quieren.

Los autores de este libro somos espectadores cada día, en nuestras consultas, de historias similares. Por eso, con objetividad, pero también con una cierta vehemencia y complicidad con niños que sufren porque no les entienden, queremos explicarles, por lo menos, una parte de estas historias.

Josep Artigas-Pallarés
Sabadell, julio de 2009

1. Trastornos del neurodesarrollo
Josep Artigas-Pallarés

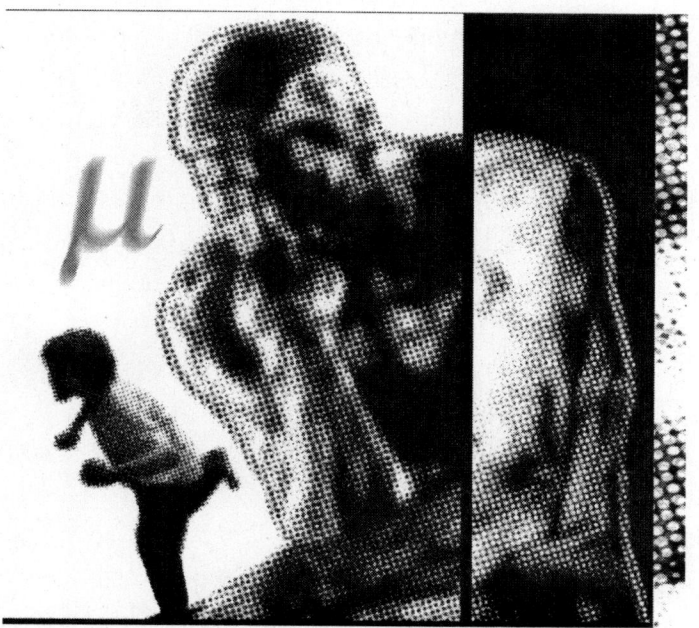

«Mi opinión es que el único fin de la ciencia consiste
en aliviar la miseria de la existencia humana»...
«El objetivo de la ciencia no es abrir la puerta a la
sabiduría infinita, sino poner límites al error infinito»

Bertolt Brecht en su obra de teatro: «Galileo Galilei»

Introducción

Los problemas de la infancia y adolescencia sobre los que trata este libro se pueden denominar categóricamente trastornos del neurodesarrollo (TND). Esta denominación aclara dos aspectos capitales. El primero es que los trastornos que se describen están vinculados al funcionamiento del sistema nervioso. Si llegáramos a conocer hasta el fondo la fenomenología de cada uno de los problemas que se abordan, lo cual queda todavía muy lejos, podríamos identificar cómo cada una de las manifestaciones se corresponde con la actividad de circuitos nerviosos sumamente sofisticados y complejos. El segundo aspecto, implícito en el término neurodesarrollo, es que los problemas descritos aparecen durante la maduración del cerebro. Por ello son problemas que se inician en la infancia y que se expresan de forma diferente en distintas etapas del crecimiento. No son problemas estáticos, pues evolucionan de acuerdo con la maduración.

El sistema nervioso regula las funciones motoras, cognitivas y emocionales que permiten adaptarse al medio. Este conjunto de procesos, sumamente complejos, tiene características propias determinadas por el medio natural de cada especie. En los humanos, el lenguaje, las capacidades de aprendizaje y la conducta social son aspectos decisivos para mantener el ciclo vital de cada individuo; asegurando, de este modo, la supervivencia de la especie. El sistema nervioso interactúa de modo constante con el entorno y, de forma más o menos eficiente, permite ir adquiriendo y perfeccionando múltiples competencias. Estos procesos pueden ser más o menos eficientes y más o menos adaptativos. Cuando las competencias adquiridas quedan por debajo de lo que se supone es normal –entendiendo normalidad como la media estadística para cada contexto– se considera que existe un TND.

Para comprender y abordar los TND tomamos como marcos teóricos:

- Neurobiología
- Psicología cognitiva
- Genética conductual
- Psicología evolucionista

A la neurobiología le corresponde dar soporte a las complejas funciones que atribuimos a la psicología cognitiva. Los mecanismos que rigen nuestro pensamiento sólo pueden ser creíbles si están sustentados por complejos circuitos neurales que activan, inhiben o modulan la actividad mental.

La psicología cognitiva aborda de forma comprensible y coherente la mecánica del sistema nervioso como soporte de nuestras ideas, emociones, sensaciones y habilidades; y, en definitiva, las facultades mentales de adaptación a nuestro entorno físico y social.

La genética conductual aporta coherencia al debate sobre la conducta innata y la conducta determinada por experiencias vinculadas a la influencia del entorno social o cultural. A medida que se van desvelando enigmas sobre las complejas, sutiles y sofisticadas funciones de los genes, el clásico debate «*nature-nurture*», deviene obsoleto, puesto que se está convirtiendo en un falso debate derivado de un enfoque erróneo y simplista. Los genes han diseñado un modelo de «*homo sapiens*», cuya persistencia sólo se puede entender gracias a su capacidad de adaptación al entorno. Los genes, como patrimonio que asegura la existencia, garantizan el acoplamiento al medio merced a que la expresividad de los genes viene modulada por los factores ambientales.

La psicología evolucionista permite, gracias a las aportaciones iniciadas por Darwin, comprender las bases sobre la naturaleza humana. Además, explica el desarrollo de las mismas a partir de modelos teóricos que encajan la selección natural con los descubrimientos genéticos de los últimos años.

Los citados marcos teóricos desmoronan concepciones clásicas sobre la psicología humana, todavía muy arraigadas en ciertos entornos psicológicos, pedagógicos y sociales, asentadas en teorías que han copado gran parte del siglo pasado: conductismo, psicoanálisis y antropología cultural. El gran error de la psicología conductista y psicoanalítica, por lo menos en sus interpretaciones radicales, reside en su desconocimiento sobre las funciones del cerebro y cómo estas se implican en la conducta.

Los TND pueden contemplarse desde distintos niveles causales y moduladores tal como se explica en la figura 1.1. Los genes se implican en la estructura y funcionalidad de las estructuras del cerebro. La actividad cerebral genera

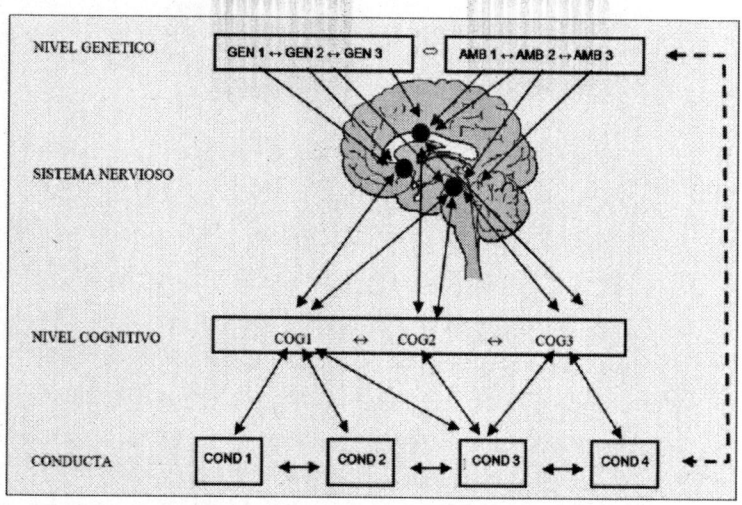

Figura 1.1. *Correlación entre los distintos niveles de expresión de los trastornos del neurodesarrollo.*

actividad mental que se puede descomponer en mecanismos elementales (mecanismos cognitivos), por ejemplo: la capacidad de inhibir un impulso, la memoria inmediata, la consciencia del sonido de una letra, etc. Como producto final de la actividad mental se generan las conductas, las cuales representan la única parte del proceso que es observable. La expresión de los genes está modulada por factores ambientales (por ejemplo, un trastorno de déficit de atención/hiperactividad, puede ser más grave si la mamá ha consumido alcohol o tabaco durante la gestación). Determinada actividad cerebral está bajo la influencia de varios genes; generalmente, cada uno de ellos, con efectos débiles. Un mecanismo cognitivo, depende de varias funciones cerebrales simultáneas. Y cada conducta es la suma de distintos mecanismos cognitivos.

Trastornos del
neurodesarrollo

Tipos de trastornos del neurodesarrollo

Los TND se pueden dividir en cuatro grupos:

TND primarios:

- Trastornos genéticos vinculados a la suma de varios genes con efectos débiles para cada uno de ellos. En este grupo existe una fuerte evidencia respecto al carácter hereditario, pero queda mucho por conocer sobre los mecanismos básicos de funcionamiento de los genes implicados. Se piensa que estos genes no presentan alteraciones estructurales. En consecuencia, el trastorno se debe atribuir a una combinación genética desfavorable. En este libro se abordan algunos de los TND primarios (tabla 1.1). Es preciso indicar que cuando nos referimos a los TND de forma genérica, en realidad nos referimos a los TND primarios. Pero con fines didácticos hemos preferido mantener esta terminología sin mencionar en cada ocasión la cualificación de TND primarios.

TND secundarios:

- Enfermedades genéticas, bien identificadas, vinculadas a genes con efectos fuertes. Por ejemplo, el síndrome X frágil (mutación del gen FXMR, ubicado en el brazo largo del cromosoma X). En estos trastornos subyace una alteración estructural (deleción, duplicación, traslocación, disomía, etc.) de una parte de la secuencia genética. Entre las diversas manifestaciones multisistémicas que caracterizan gran parte de los síndromes genéticos es muy común la repercusión cognitiva y conductual. Las manifestaciones se explican por alteraciones en la codificación de proteínas vinculadas a los genes implicados.

- Trastornos cuyas causas se desconocen. En este grupo están incluidos los casos de retraso mental de causa desconocida. Se supone que tienen un origen multicausal y diverso. Los síntomas, al igual que en el segundo grupo, pueden exceder el plano cognitivo.
- Trastornos determinados por una causa ambiental conocida (efectos fetales del alcohol, infección del sistema nervioso, privación ambiental extrema).

- **Trastorno de Tourette/Trastorno obsesivo-compulsivo**
- **Trastornos generalizados del desarrollo**
- **Trastornos del lenguaje**
- **Trastornos del aprendizaje**
- **Trastorno del desarrollo de la coordinación**
- **Trastornos de conducta**
- **Trastornos de ansiedad**
- **Depresión y otros trastornos afectivos. Trastorno bipolar**
- **Retraso mental**
- **Trastorno del aprendizaje no verbal**

Tabla 1.1. *Trastornos del neurodesarrollo que inciden en el aprendizaje y la conducta.*

Características de los trastornos del neurodesarrollo

Los TND tienen unas características que les confieren personalidad propia. En primer lugar, las manifestaciones que aparecen no son esencialmente distintas de aspectos conductuales que puede exhibir cualquier persona considerada normal. Por ejemplo, la distractibilidad o la impulsividad, propia de un trastorno de atención, puede presentarla cualquier individuo normal al que se le considera simplemente como una persona despistada o impulsiva. Por lo tanto, los límites entre trastorno y normalidad pueden ser muy imprecisos y dependientes del contexto o de la persona que evalúa el problema. Otro aspecto de los TND, es que actualmente no existen marcadores biológicos para ninguno de ellos. Ningún análisis, electroencefalograma, examen radiológico (TAC o resonancia magnética) o prueba biológica es útil, a no ser que exista un motivo concreto para aplicarla. Por este motivo, el diagnóstico se sustenta en un cierto grado de subjetividad por parte del profesional que interpreta la magnitud del síntoma. Otra característica es la alta tasa de comorbilidad.[1] En muchos casos, la dificultad no reside en decantarse por un trastorno u otro, sino en demostrar la presencia de dos o tres trastornos asociados. De hecho, existen diversos estudios que ponen en evidencia que en ciertos trastornos como el trastorno de déficit de atención/hiperactividad (TDAH), la forma más rara de presentación es el TDAH puro. También puede resultar difícil, en ciertos casos, marcar los límites entre un trastorno u otro. Un ejemplo de ello es el diagnóstico diferencial entre un paciente con un trastorno específico del lenguaje (TEL) y un trastorno autista. En ambos casos, puede existir una discapacidad para la relación social vinculada. En estos casos puede resultar difícil marcar un límite entre un déficit en la comprensión lingüística, propia del TEL, y un déficit en la comprensión social, propia del trastorno autista. La tabla 1.2 resume las características básicas de los TND.

---

1. Se llama comorbilidad a la asociación entre uno y otro trastorno, que aparece con mayor frecuencia que la que podría explicarse por el azar.

- Los síntomas de los TND son características normales presentes en cualquier individuo.
- Los límites con la normalidad son arbitrarios.
- No existen marcadores biológicos.
- La comorbilidad es la forma habitual de presentarse.
- Los límites entre uno u otro trastorno pueden ser imperceptibles.

Tabla 1.2. *Características básicas de los trastornos del neurodesarrollo.*

Concepto de trastorno según el DSM-IV-TR e ICD 10

El DSM (*Diagnostic and Statistical Manual of Mental Disorders*) y el ICD (*International Statistical Classification of Diseases and Related Health Problems*) son sistemas de clasificación de los distintos problemas mentales que pueden presentar tanto los niños como los adultos. El primero está editado por la American Psychiatric Association. El segundo corresponde a la Organización Mundial de la Salud. Ambos manuales son revisados periódicamente; el DSM actual se denomina DSM-IV-TR, porque corresponde a una revisión de la cuarta versión. El ICD actual es el ICD 10, indicando que le han precedido 9 revisiones. Las clasificaciones que se ofrecen en ambos casos permiten que distintos profesionales y grupos de investigación utilicen la misma terminología y los mismos criterios. Aunque se utilizan ambos sistemas, en nuestro entorno, se suele usar preferentemente el primero. Es por ello que los trastornos que se describen en este libro se denominarán según la nomenclatura del DSM-IV-TR.

Características de los genes responsables de los trastornos del neurodesarrollo

Tal como se ha explicado anteriormente existen alteraciones genéticas que, por sí mismas, son causa suficiente para que exista cierto trastorno. En estos casos la entidad resultante se denomina enfermedad o síndrome (por ejemplo, síndrome de Down). Por el contrario, los genes implicados en los TND aúnan, en mayor o menor grado, las siguientes características: 1) carácter cuantitativo, 2) heterogeneidad, 3) poligenicidad y 4) pleiotropismo. El carácter cuantitativo lo aportan los *quantitative trait loci* –locus asociados a caracteres dimensionales o complejos– que operan contribuyendo, junto a otros genes e influencias del entorno, a las variaciones cuantitativas en algún rasgo. Esto quiere decir que dichos genes transmiten que determinado rasgo se exprese con mayor o menor intensidad. La heterogeneidad indica que un mismo trastorno puede estar vinculado a distintas combinaciones genéticas. La poligenicidad hace referencia al efecto acumulativo, en un mismo trastorno, de varios genes con efectos menores. El pleiotropismo implica que un mismo gen puede influir en más de un aspecto. La figura 1.2 describe gráficamente tales características de los genes implicados en los TND. El conjunto de estas características genéticas, además de favorecer la comorbilidad, explica el extenso espectro fenotípico (características cognitivas y conductuales) que suelen mostrar estos trastornos. Además, el balance entre rasgos cuantitativos desfavorables y rasgos cuantitativos protectores contribuye a comprender la gran variabilidad entre miembros de una misma familia para cualquiera de estos rasgos. La situación se complica más todavía, si se tiene en cuenta que la expresividad de los rasgos cuantitativos, tanto positivos como negativos, tiene una fuerte influencia ambiental.

En realidad un TND es consecuencia de una combinación genética desfavorable. Una forma gráfica de entenderlo es imaginarse la concurrencia del conjunto de genes vinculados al trastorno, como un cóctel. Un cóctel es una bebida compuesta de distintas sustancias (poligenicidad), cada una de las cuales puede ser de mayor o menor graduación alcohólica (carácter cuantitativo). Una misma sustancia puede generar distintos sabores según el cóctel que se trate (pleitropismo), y además, un mismo cóctel puede elaborarse con sustancias distintas (heterogeneidad) (figura 1.3).

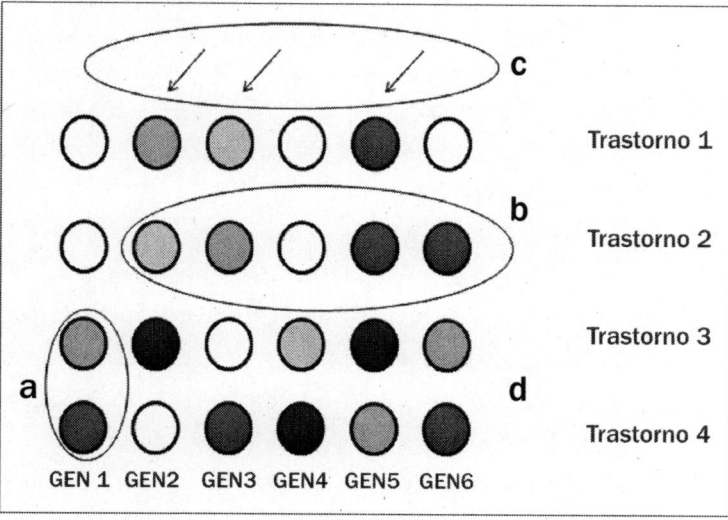

Figura 1.2. *Características de los genes implicados en los TND: a: pleiotropia; b: poligenicidad; c: carácter cuantitativo; d: heterogeneidad genética (el trastorno 4 puede depender de los genes del primer rectángulo o de los del segundo).*

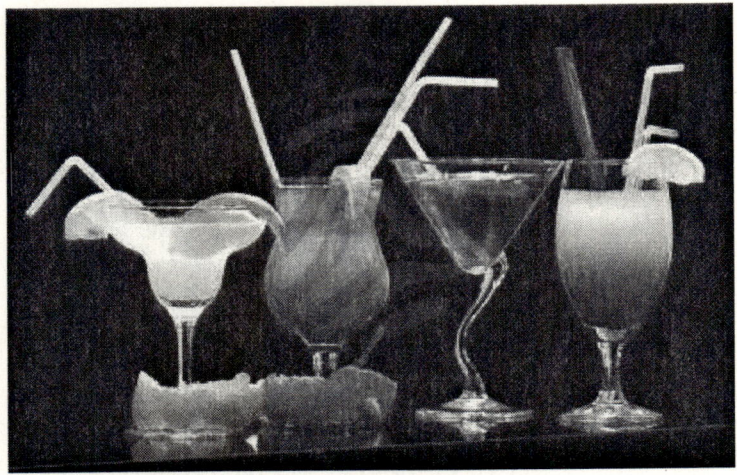

Figura 1.3. *Los trastornos del neurodesarrollo tienen una base genética. La combinación de genes responsables tiene unas características comparables a un cóctel.*

Cómo influyen los genes en la conducta

La conducta modula el entorno de acuerdo con la influencia evocativa y la influencia activa.

Influencia evocativa significa que las características del niño influyen en la conducta de las personas de su entorno, la cual a su vez revierte sobre el niño. Se puede poner el ejemplo de un niño con TDAH. Sin duda, la falta de autocontrol y la conducta disruptiva propia del TDAH, pueden contribuir a generar un entorno caótico y descontrolado. Tal situación incrementará los síntomas del TDAH.

Influencia activa significa que el niño, de acuerdo con sus capacidades, selecciona actividades que le facilitan o limitan su desarrollo cognitivo. Por ejemplo, un niño con dislexia tiende a leer poco porque le resulta difícil y, en consecuencia, no le gusta. La baja práctica lectora le va a limitar para alcanzar una lectura ágil y automática.

Otro aspecto interesante relacionado con la influencia genética evocativa y activa es el fenómeno, aparentemente paradójico, de que la influencia de los genes tiende a incrementarse con la edad. Tradicionalmente se pensaba que los genes influían en las primeras etapas de la vida y que posteriormente el entorno modelaba la conducta, alejándola de la influencia genética a medida que la persona alcanzaba la edad adulta. Sin embargo, ocurre todo lo contrario, es decir, el hijo se parece más a los padres según se va haciendo mayor. Ello se explica porque a lo largo de la vida, la modulación y selección de ambientes, se ve influenciada por las características genéticas del individuo. Pero además, a lo largo de los años, se cambia de amigos, de actividad, de localidad, de trabajo, en definitiva, de entornos y experiencias. Sin embargo, los genes, y en consecuencia su impacto sobre el individuo, permanece invariable a lo largo de toda la existencia. Por tanto, la única influencia perdurable es la transmitida por los genes.

Plasticidad cerebral

La plasticidad cerebral, significa que el cerebro es un órgano dinámico, cuyas conexiones y actividad a nivel molecular, se van modulando a lo largo del crecimiento, durante todos los períodos vitales, desde el nacimiento a la vejez. La plasticidad no es infinita; pero tampoco finaliza al superar la infancia o de la adolescencia. La plasticidad no es la misma para cualquier función, unas veces está ligada a períodos críticos del desarrollo, y otras veces está presente en cualquier etapa de la vida. Se pueden distinguir dos tipos de plasticidad:

1. **Plasticidad pendiente[2] de la experiencia**. Es la plasticidad vinculada a funciones innatas, propias de la especie, imprescindibles para la adaptación al medio. Estas funciones son las capacidades sensoriales, las aptitudes motrices, ciertas conductas sociales y el lenguaje. Un niño aprende a andar, hablar, relacionarse, percibir el entorno a través de los sentidos sin que nadie se lo enseñe. Basta con que esté inmerso en un medio donde pueda desplazarse, donde pueda oír, donde pueda ver, donde pueda contemplar cómo las personas hablan y se comunican, donde pueda convivir con semejantes. El niño adquirirá estas habilidades, simplemente si nadie se lo impide. Un niño no es más listo si su madre le habla mucho o le canta canciones. No es más ágil si le ponen andadores o dejan de ponérselos. No es más nada si lo estimulan mucho o si, simplemente, crece en su entorno normal. La plasticidad pendiente tiene unos períodos críticos. Esto quiere decir que el cerebro está mejor preparado para alcanzar estas habilidades en edades tempranas que tardíamente. Sin embargo, los períodos críticos son mucho más amplios de lo que a veces se piensa. Los tres primeros, o los cinco primeros años de la vida, son menos determinantes de lo que se afirma en ciertos medios. Afortunadamente, un niño que no ha recibido unas

---

2. Se usa el término pendiente en el sentido de «que está a la espera».

influencias enriquecedoras durante los primeros años, o ha sufrido algún trauma o abandono infantil, no por ello va a tener un cerebro dañado irremisiblemente. Evidentemente quedan excluidas de esta premisa situaciones extremas de malos tratos infantiles o aislamiento.

2. **Plasticidad dependiente de la experiencia.** Es la plasticidad cerebral vinculada a aprendizajes de habilidades concretas (el idioma que hablamos, la lectura, tocar la flauta, etc.). Un niño nace preparado para hablar, sólo requiere estar expuesto a personas que hablen. Pero no nace preparado para hablar español, inglés o chino. Tampoco nace preparado para leer (la escritura es un invento reciente, que apareció hace 6000 años y cuya enseñanza no empezó a extenderse hasta bien entrado el siglo XIX). Esta plasticidad depende del adiestramiento, requiere unas habilidades básicas, una enseñanza activa y un esfuerzo. Esta plasticidad está presente toda la vida, aunque para ciertas funciones puede haber un cierto declive.

Bibliografía recomendada

BRUER, J.T.: *El mito de los tres primeros años: una nueva visión del desarrollo inicial del cerebro y del aprendizaje a lo largo de la vida.* Paidos Ibérica, 2000.

PINKER, S.: *La tabla rasa: la negación moderna de la naturaleza humana.* Paidos Ibérica, 2003.

PINKER, S.: *Cómo funciona la mente.* Destino, 2007.

RIDLEY, M.: *Qué nos hace humanos.* TAURUS, 2004.

2. Trastorno de déficit de atención/hiperactividad

Sílvia Noguer y Josep Artigas

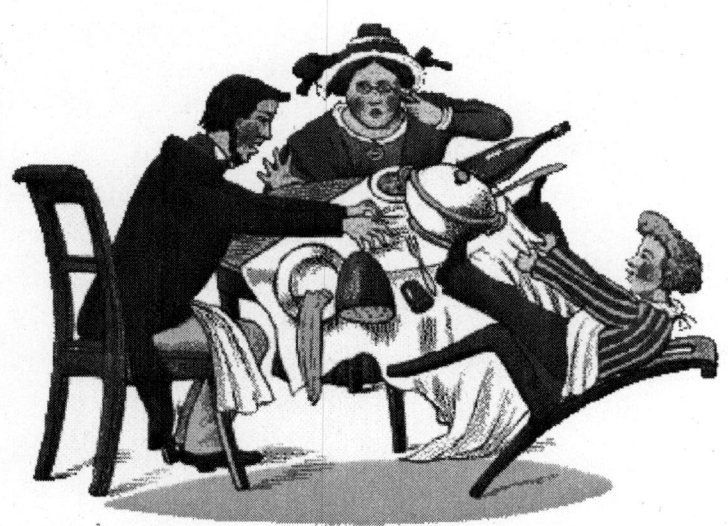

«Phil, para, deja de actuar como un gusano, la mesa no es un lugar para retorcerse.» Así habla el padre a su hijo, lo dice en tono severo, no es broma. La madre frunce el ceño y mira a otro lado, sin embargo, no dice nada. Pero Phil no sigue el consejo, el hará lo que quiera a cualquier precio. Él se dobla y se tira, se mece y se ríe, aquí y allá sobre la silla, «Phil, estos retorcijones, yo no los puedo aguantar».

The Story of Fidgety Philip. Heinrich Hoffmann (1854)

Los padres de David ya no sabían qué más podían hacer. Seguía perdiendo el material escolar, dejando las tareas a medio acabar, a menudo con borrones o con las hojas arrugadas. David tenía 7 años y los profesores se quejaban que no prestaba suficiente atención, no se esforzaba, no sabía esperar su turno, no paraba quieto, su letra era mala...

El comportamiento de David en casa tampoco era fácil. No permanecía más de 5 minutos en la misma actividad, allí por donde pasaba dejaba rastro: un estuche por aquí, un calcetín por allá, la mochila, el pijama, los cromos... Los padres habían dejado ya de ir a comer a casa de amigos o a restaurantes por su comportamiento. Los castigos que funcionaban con el hermano, no funcionaban con David.

En las entrevistas escolares, los padres, no sabían qué responder cuando se les preguntaba si había algún problema en casa. Ellos seguían defendiendo que David era un niño cariñoso y que se hacía querer mucho. David tampoco entendía qué pasaba a su alrededor, le acusaban de cosas que él no quería hacer y a menudo sentía que los amigos le trataban injustamente.

David fue diagnosticado de Trastorno de Déficit de Atención/Hiperactividad (TDAH). Este trastorno se caracteriza básicamente por la presencia de 3 grupos de síntomas: déficit de atención, impulsividad e hiperactividad (figura 2.1).

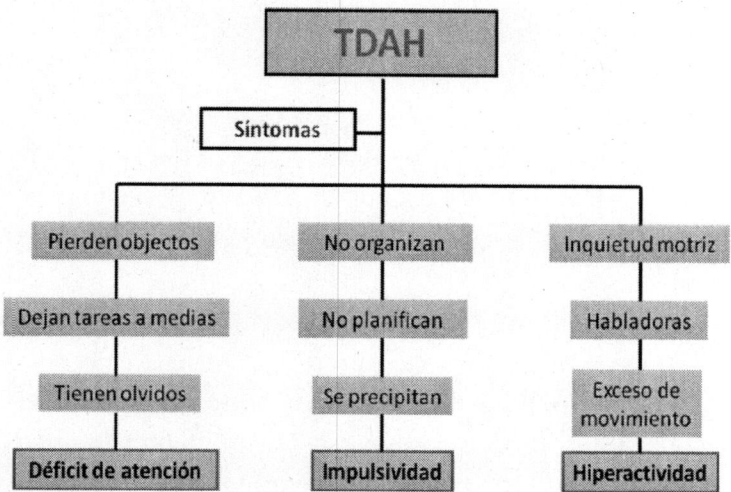

Figura 2.1. *Grupos de síntomas que caracterizan el trastorno de déficit de atención/hiperactividad.*

¿Qué es el trastorno de déficit de atención/hiperactividad?

Es un trastorno muy frecuente en la infancia y en la adolescencia, que viene definido por la presencia, en mayor o menor grado, de síntomas de: déficit de atención, hiperactividad e impulsividad. Su prevalencia oscila entre un 5 % y un 8 % de la población infantil. Esto indica que en una clase de 25-30 niños puede haber de 1 a 3 con TDAH. Es un trastorno detectado con mayor frecuencia en hombres que en mujeres, con una proporción de 4 a 1. Sin embargo, esta discrepancia disminuye cuando se toma en consideración la población general, en cuyo caso, la proporción se reduce de 2 a 1. Esto sugiere que en las niñas los problemas derivados del TDAH despiertan menor atención a padres y educadores.

Síntomas y características cognitivas

A. Déficit de atención

Es común que las personas con déficit de atención pierdan objetos y/o dejen tareas a medio acabar. A menudo se distraen o hacen más de una tarea a la vez, y cuando esto ocurre, muchas veces no son capaces de volver al punto de partida. Sus familiares y amigos les confían pocas cosas y a menudo les etiquetan de irresponsables. En las tareas escolares son frecuentes los errores por descuido (leen saltándose palabras, se olvidan preguntas de los ejercicios...). Evitan tareas que requieren un esfuerzo mental continuado, es decir, estar varios minutos para resolver una misma actividad. Cualquier ruido, cualquier movimiento consigue llamar su atención e interrumpir aquello que estaban haciendo, «*están en todo y no están en nada*».

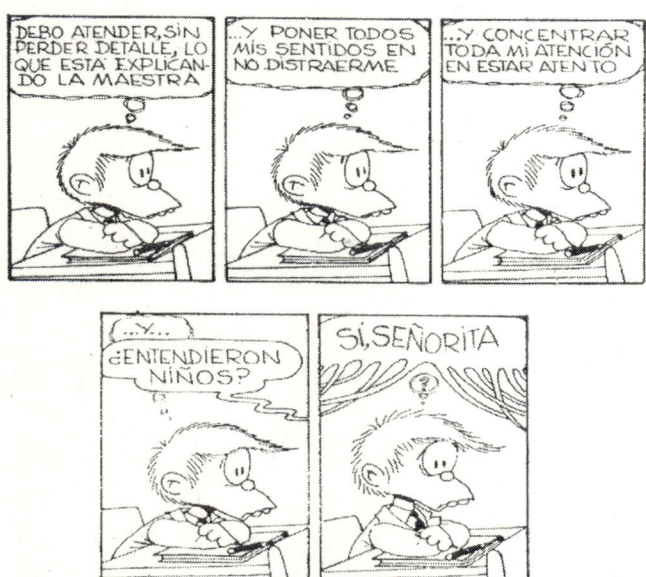

Fuente: *Mafalda. Quino*

En general, los niños con TDAH rinden intermitentemente. Durante cortos períodos de tiempo pueden centrar mucho la atención en una determinada tarea y, sin embargo, al cabo de un rato y al intentar realizarla de nuevo, parece como si no supieran de qué se les está hablando o como si fuera la primera vez que intentasen hacerla. Esta incoherencia puede llevar a padres y maestros a la conclusión de que el niño es perezoso u obstinado... «*¡Si quiere puede hacerlo, otras veces lo ha hecho!*».

B. Impulsividad

Las personas impulsivas, frecuentemente toman decisiones, hacen comentarios o responden de manera precipitada. En las conversaciones interrumpen al interlocutor y en las colas no saben esperar su turno. No pueden reflexionar, de manera inmediata, sobre las posibles consecuencias de sus actos y perseveran en sus errores. Es como si no aprendieran. No leen las informaciones al completo (enunciados, instrucciones, informes, etc.). No utilizan estrategias para resolver las tareas, no planifican. Al iniciar una tarea no saben por dónde empezar (abren carpetas, libros, libretas...). Presentan importantes dificultades para analizar lo que sucede a su alrededor y saltan de una situación a otra, sin comprender la interrelación entre las partes y el todo.

Los niños/as impulsivos suelen relacionarse socialmente con los adultos de forma desinhibida y sin ningún tipo de prudencia o reservas. A menudo sufren también más accidentes como golpes, caídas, fracturas y/o accidentes de tráfico. Todo esto, más la dificultad para regular sus emociones y tolerar la frustración, lleva a estos niños, y también a los adultos, a reaccionar de manera desproporcionada ante distintas situaciones. Estas conductas aumentan el rechazo social; y se estima que las presentan el 50% de escolares con TDAH.

C. Hiperactividad

La hiperactividad se caracteriza por un exceso de movimiento sin ninguna finalidad. Los niños con hiperactividad mueven manos, pies, ellos mismos se mueven en la silla, en el sofá... Se mueven de aquí para allá, por la pura necesidad de estar en movimiento. No paran quietos. No saben jugar a juegos tranquilos. Son muy habladores y todo lo tocan; juegan con cualquier cosa que tienen en las manos y, con frecuencia, les caen cosas al suelo. Son ruidosos. Su nivel de psicomotricidad fina y gruesa, a menudo, no es muy bueno; y en consecuencia, la ejecución y presentación de sus trabajos tampoco.

Los síntomas del TDAH: falta de concentración, impulsividad e hiperactividad son características que todos podemos presentar en un momento determinado ¿Quién no ha perdido alguna vez algún documento o se ha olvidado de alguna cita importante? ¿Quién alguna vez no ha pensado que había respondido precipitadamente? ¿Quién no ha presentado alguna vez inquietud motriz moviéndose de un lado para otro sin ton ni son? Por lo tanto, la realización del diagnóstico debe hacerse de una forma muy cuidadosa, teniendo en cuenta la cantidad e intensidad de los síntomas (malestar que estos provocan en la vida diaria) y, su permanencia en el tiempo y en más de un ambiente.

Causas del TDAH

Existe un gran consenso entre investigadores y expertos clínicos de que el TDAH es un trastorno heterogéneo donde hay implicados múltiples factores etiológicos. Es un trastorno vinculado a factores genéticos, modulados por factores ambientales, como el consumo de alcohol y tabaco durante la gestación, problemas perinatales y condiciones sociales adversas.

En los estudios de familias adoptivas y familias biológicas con un/a niño/a con TDAH, se ha encontrado una mayor prevalencia de TDAH en padres biológicos que en padres adoptivos. Los estudios con gemelos revelaron una concordancia entre el 25 y el 40% en gemelos dicigóticos (gemelos no idénticos que comparten el 50% de sus genes) y de un 80% en gemelos monocigóticos (gemelos idénticos, que comparten el 100% de sus genes). Actualmente se sabe que el TDAH es un trastorno de herencia poligénica (múltiples genes contribuyen a la expresión del trastorno).

Diferentes estudios han demostrado que los factores socio-ambientales: clase social baja, entorno psicosocial desestructurado, comunicación padres-hijos negativa, falta de normas de comportamiento y escasa transmisión de valores, pueden influir en la gravedad de los síntomas, en el pronóstico y/o en el riesgo de presentar trastornos o problemas asociados, pero estos factores no son la causa del TDAH. Tampoco causan el trastorno dietas con más o menos azúcar, colorantes o aditivos alimentarios, falta de vitaminas, la televisión o videojuegos o la lateralidad cruzada. Igualmente obsoletas son las teorías basadas en alteraciones visuales, el procesamiento auditivo, falta de balance polar o alteraciones magnéticas.

Los factores que inciden en la gravedad de los síntomas son: bajo nivel de inteligencia, no recibir tratamiento adecuado, entorno psicosocial desestructurado y presentar otros trastornos comórbidos.

Las técnicas de neuroimagen han detectado un funcionamiento deficitario en ciertas zonas cerebrales como son: la corteza frontal y sus conexiones más profundas con los circuitos de los ganglios basales. En dicha disfunción están implicados 2 neurotransmisores, la dopamina y la noradrenalina. El córtex prefrontal se encarga de la función ejecutiva: organización y planificación de las tareas. Con este fin incide en: establecimiento de objetivos, iniciación de la acción, monitorización, inhibición de estímulos no deseados, flexibilidad, utilización del feed-back para corregir posibles errores, memoria de trabajo, memoria dividida, finalización de la tarea, atención selectiva y atención sostenida. Los ganglios basales coordinan y filtran la información que llega de otras áreas del cerebro. Ejecutan el control de impulsos, inhibiendo o retardando posibles respuestas automáticas (impulsivas). Estas alteraciones dificultan notablemente la relación con los demás y también el rendimiento académico. Algunos estudios han observado el importante papel de la memoria de trabajo en la lectura, el cálculo y la expresión escrita.

Cómo hacer el diagnóstico

En la actualidad existen 2 clasificaciones diagnósticas de los trastornos psiquiátricos: el DSM-IV-TR y la CIE-10. La tabla 2.1 muestra los criterios del DSM-IV-TR.

A. (1) o (2)

(1) seis (o más) de los siguientes síntomas de desatención han persistido por lo menos durante 6 meses con una intensidad que es desadaptativa e incoherente en relación con el nivel de desarrollo:

Desatención

(a) a menudo no presta atención suficiente a los detalles o incurre en errores por descuido en las tareas escolares, en el trabajo o en otras actividades

(b) a menudo tiene dificultades para mantener la atención en tareas o en actividades lúdicas

(c) a menudo parece no escuchar cuando se le habla directamente

(d) a menudo no sigue instrucciones y no finaliza tareas escolares, encargos, u obligaciones en el centro de trabajo (no se debe a comportamiento negativista o a incapacidad para comprender instrucciones)

(e) a menudo tiene dificultades para organizar tareas y actividades

(f) a menudo evita, le disgusta o es renuente en cuanto a dedicarse a tareas que requieren un esfuerzo mental sostenido (como trabajos escolares o domésticos)

(g) a menudo extravía objetos necesarios para tareas o actividades (por ejemplo, juguetes, ejercicios escolares, lápices, libros o herramientas)

(h) a menudo se distrae fácilmente por estímulos irrelevantes

(i) a menudo es descuidado en las actividades diarias.

(2) seis (o más) de los siguientes síntomas de hiperactividad-impulsividad han persistido por lo menos durante 6 meses con una intensidad que es desadaptativa e incoherente en relación con el nivel de desarrollo:

Hiperactividad

(a) a menudo mueve en exceso manos o pies, o se remueve en su asiento

(b) a menudo abandona su asiento en la clase o en otras situaciones en que se espera que permanezca sentado

(c) a menudo corre o salta excesivamente en situaciones en que es inapropiado hacerlo (en adolescentes o adultos puede limitarse a sentimientos subjetivos de inquietud)

(d) a menudo tiene dificultades para jugar o dedicarse tranquilamente a actividades de ocio

(e) a menudo «está en marcha» o suele actuar como si tuviera un motor

(f) a menudo habla en exceso.

Impulsividad

(g) a menudo precipita respuestas antes de haber sido completadas las preguntas

(h) a menudo tiene dificultades para guardar turno

(i) a menudo interrumpe o se inmiscuye en las actividades de otros (por ejemplo, se entromete en conversaciones o juegos).

B. Algunos síntomas de hiperactividad-impulsividad o desatención que causaban alteraciones estaban presentes antes de los 7 años de edad.

C. Algunas alteraciones provocadas por los síntomas se presentan en dos o más ambientes (por ejemplo, en la escuela, o en el trabajo, y en casa).

D. Deben existir pruebas claras de un deterioro clínicamente significativo de la actividad social, académica o laboral.

E. Los síntomas no aparecen exclusivamente en el transcurso de un trastorno generalizado del desarrollo, esquizofrenia u otro trastorno psicótico, y no se explican mejor por la presencia de otro trastorno mental (por ejemplo, trastorno del estado de ánimo, trastorno de ansiedad, trastorno disociativo o un trastorno de la personalidad).

Tabla 2.1. *Criterios del DSM-IV-TR para el TDAH.*

Algunas diferencias entre el DSM IV-TR y el ICD-10 son:

- El ICD-10 utiliza la denominación Trastorno Hipercinético (TH). En realidad el TH puede ser considerado como una forma grave de TDAH, puesto que exige un mayor número de síntomas.

- Según el DSM IV-TR «algunos criterios» deben cumplirse en más de una situación (por ejemplo: en casa y en el colegio); en cambio el ICD-10 exige que «todos los criterios» se cumplan en más de una situación.

- El DSM-IV establece como subtipos:
  - TDAH combinado (6 criterios de inatención más 6 criterios de hiperactividad-impulsividad).
  - TDAH predominantemente inatento (6 criterios de inatención).
  - TDAH predominantemente hiperactivo/impulsivo (6 criterios de hiperactividad/impulsividad).

- En cambio el ICD-10 acepta los subtipos de:
  - Alteración de la actividad y atención: TH sin trastorno de conducta.
  - Trastorno hipercinético de la conducta: TH con trastorno de la conducta.
  - Trastorno hipercinético no especificado: cuando no es posible discernir si hay o no trastorno de conducta.

Una consecuencia importante de las discrepancias entre ambos sistemas es la estimación de la prevalencia, mucho menor si se usan los criterios del ICD-10; en cuyo caso sólo alcanza el 1 %, muy inferior a la del DSM IV-TR, estimada en un 5-8 %. La distinción entre subtipo inatento, hiperactivo/impulsivo y combinado ha sido muy cuestionada, y es probable que desaparezca en la próxima versión del DSM.

Habitualmente son los padres, profesores, psicólogos escolares o psicopedagogos, los que suelen alertar de un posible TDAH al detectar dificultades en el comportamiento o en el aprendizaje.

Para el diagnóstico de TDAH será indispensable una entrevista clínica con los padres y otra con el afectado, además de la recopilación de sus informes escolares. El objetivo es recoger la historia del desarrollo del niño/a, su escolarización, ambiente familiar y social, para descartar que los problemas de rendimiento escolar o de comportamiento no se deban a otros motivos. Por lo tanto, es básico realizar un buen diagnóstico diferencial.

Además de las entrevistas y cuestionarios, es muy recomendable tener una exploración intelectual del niño/a, una evaluación de su nivel de atención y una evaluación de su nivel de lectura y cálculo (tabla 2.2). No contamos aun con ninguna prueba, test o análisis de carácter diagnóstico. Las pruebas mencionadas ayudan a recabar mejor información y más objetiva. El diagnóstico es puramente clínico y viene marcado por los criterios antes mencionados. Las pruebas médicas complementarias, análisis, electroencefalograma, tomografía o resonancia, no son necesarias a menos que exista una indicación médica específica.

Escalas para la valoración de la sintomatología del TDAH:

- CBCL (cuestionario de conducta) para padres, pacientes y maestros.

- EDAH (cuestionario de síntomas de TDAH) para maestros.

- SNAP IV (cuestionario de síntomas de TDAH)

- Cuestionarios semiestructurados para maestros

Tests para la valoración de la capacidad intelectual:

- K-ABC (2 ½ - 12 ½ años)

- WISC-IV (6 - 18 años)

- RAVEN (matrices progresivas para valorar inteligencia no verbal)

Pruebas para la valoración de la atención

- D-2

- CPT (prueba computarizada. www.proedinc.com)

Pruebas para la valoración del nivel de lenguaje, lectoescritura y cálculo

Pruebas específicas para otros trastornos asociados cuando hay una sospecha

Tabla 2.2. *Pruebas complementarias.*

Actualmente hay un mejor conocimiento de los síntomas y consecuencias del trastorno. El desconocimiento hacía que los padres fueran culpados por no educar correctamente a sus hijos, y que los niños con TDAH fueran etiquetados de malos estudiantes. Aún hoy, hay muchos niños con TDAH que no reciben toda la ayuda que necesitan.

Trastornos comórbidos

El TDAH es un trastorno que raramente se presenta solo. Puede ir acompañado de los siguientes trastornos:

- Trastorno de Tourette/Trastorno obsesivo-compulsivo (40%)

- Trastorno generalizado del desarrollo (65-80% presentan algún rasgo aislado)[3]

- Trastornos del lenguaje (20-40%)

- Dislexia (8-39%)

- Discalculia (no se conoce el % de comorbilidad)

- Trastorno del desarrollo de la coordinación (47%)

- Trastorno negativista desafiante (40-60%)

- Trastorno de conducta (20-40%)

- Trastornos de ansiedad (20-25%)

- Depresión y otros trastornos afectivos. Trastorno bipolar (15-20%)

Estas distintas comorbilidades del TDAH exigen precisión en el proceso diagnóstico y un abordaje terapéutico complejo, a menudo multidisciplinar.

---

3. Cuando un niño con TDAH cumple todos los criterios de trastorno generalizado del desarrollo, se considera una condición excluyente para TDAH (véase criterios DSM-IV-TR).

Tratamiento

El tratamiento del TDAH contempla el abordaje farmacológico, psicológico y/o psicopedagógico, además de una buena coordinación entre ellos, para dar salida a las dificultades del trastorno y a las de sus frecuentes trastornos comórbidos.

a. Tratamiento farmacológico

El tratamiento farmacológico se limita a dos fármacos, ambos considerados específicos para el TDAH: el metilfenidato (MTF) y la atomoxetina (ATX). El MTF se encuentra en tres presentaciones: MTF de liberación rápida (Rubifen®), MTF de liberación intermedia (Medikinet®) y MTF de liberación sostenida (Concerta®). Cada una de las presentaciones tiene sus ventajas e inconvenientes. La tabla 2.3, muestra las diferencias entre ellas. La ATX está comercializada en España con el nombre de Strattera®.

El MTF es un inhibidor presináptico del transportador de dopamina. Fue descubierto hacia 1950 y es utilizado por decenas de millones de niños y adultos en todo el mundo. Es también el fármaco de uso infantil sobre el cual se han llevado a cabo más estudios, lo cual avala su eficacia y buena tolerancia. En contra de cierta creencia popular, el MTF no es una anfetamina, ni actúa del mismo modo. La respuesta es positiva entre el 80-85% de los pacientes. El MTF mejora la conducta y el rendimiento escolar. Pero es importante saber que bajo esta respuesta positiva, subyace una mejor eficiencia en las funciones cognitivas implicadas en el TDAH. Esto quiere decir que mejora la atención sostenida, la memoria de trabajo, el autocontrol, la capacidad para demorar la gratificación y la capacidad de reflexión. Ello permite: leer con mejor comprensión, poder escuchar, implicarse en tareas colectivas, permanecer en una tarea, tener mayor conciencia de uno mismo, estar receptivo a las intervenciones pedagógicas y educativas y, en general, ser más eficiente en las actividades cotidianas. Todo ello suele derivar en una mejora de la autoestima.

Los efectos secundarios más comunes del MTF, generalmente transitorios, son: cefaleas, molestias abdominales y nauseas. Alrededor del 30% presentan, en mayor o menor grado, inapetencia y, a veces, pérdida de peso que suele atenuarse a medio plazo. La pérdida de apetito es más manifiesta en el almuerzo, durante el pico de efecto de la medicación. Ello permite una cierta compensación en la cena. También se ha sugerido una posible disminución de la talla, lo cual ha merecido muchos estudios. En un análisis exhaustivo de los estudios realizados sobre esta cuestión, se concluye que el tratamiento con MTF en la infancia puede, en algunos casos, reducir moderadamente el ritmo de crecimiento, aunque estos efectos se atenúan a lo largo del tiempo. Datos recientes sugieren que la talla adulta final no resulta afectada, aunque se requieren más estudios. Si bien se debe monitorizar el peso y la talla, el crecimiento no debe ser un motivo de preocupación para la mayoría de niños tratados. Al ser el MTF un fármaco de acción rápida, puede ocurrir que al agotarse su efecto aparezca lo que se conoce como «efecto rebote». Este efecto consiste en nerviosísimo, mal humor y, en general, incremento de los síntomas propios del TDAH. Suele aparecer al regresar del colegio. Algunas veces el MTF genera insomnio, que puede depender de la persistencia de la acción del fármaco o bien ser consecuencia de un «efecto rebote». En el primer caso se puede optar por diversas medidas: 1) adelantar la primera toma de la mañana, en el caso de que se use una preparación de efecto sostenido, y permitir que el niño siga durmiendo; 2) usar MTF de liberación intermedia o liberación inmediata; 3) o bien, si existe un efecto rebote manifiesto, añadir una dosis pequeña de MTF de liberación rápida a las 5-6 de la tarde, que permita atenuar dicho efecto. En niños con trastorno de Tourette, diagnosticado o latente, puede apreciarse una aparición o incremento de tics. Generalmente, cuando esto ocurre, los tics son leves y no implican la retirada del fármaco. Cuando los tics son importantes se debe plantear la alternativa de usar la ATX.

Tipo de MTF	Liberación inmediata	Liberación intermedia	Liberación sostenida
Ventajas	• Ajuste de las dosis más preciso. • Flexibilidad de horario y dosis. • Menor problema de insomnio.	• Posibilidad de abrir y disolver la cápsula. • Obviar la toma del mediodía. • Menor problema de insomnio.	• Requiere una sola toma. • Menor efecto rebote. • Mejor cumplimiento.
Inconvenientes	• Duración de efecto entre 2–4 horas. Requiere 2-3 tomas. • Problemas de administración en horario escolar. • Mayor «efecto rebote» que con preparados de liberación sostenida.	• No cubre todo el horario de tarde. • Posible «efecto rebote» hacia las 5-6 de la tarde. • Necesidad, en muchos casos, de administrar una dosis adicional de MTF de liberación inmediata.	• Dificultad, en algunos niños, para tragar la cápsula. • Mayor probabilidad de interferir en el sueño. • Menor flexibilidad de dosificación.

Tabla 2.3. *Ventajas e inconvenientes de las distintas formulaciones de metilfenidato.*

La ATX es un inhibidor presináptico del transportador de noradrenalina. Como resultado incrementa los niveles de noradrenalina y dopamina, especialmente en el córtex prefrontal. La respuesta es muy similar a la descrita con el MTF. Los efectos secundarios más comunes son: dolor abdominal, náuseas y vómitos, disminución del apetito, mareo y ligero aumento de la tensión arterial y frecuencia cardíaca. Dichos efectos suelen ser transitorios y no suelen requerir la retirada del fármaco. A diferencia del MTF, la ATX es un fármaco de eliminación lenta y tiene una duración de efecto sostenido independiente del horario de administración; por lo tanto, es muy poco probable que genere «efecto rebote». También difiere del MTF en que la respuesta no es inmediata, desde el primer día, sino que suele tardar de 2 a 4 semanas en alcanzar la respuesta óptima. Este mecanismo de acción impide que se observen picos en cuanto a intensidad de respuesta. Si bien la tasa de respuestas favorables es algo menor que con el MTF, se suele apreciar en los casos positivos una tolerancia excelente y una mejoría en la calidad de vida. A diferencia del MTF, la ATX no sólo no tiene efecto negativo sobre los tics, sino que posiblemente los mejore. También, puede tener un efecto positivo sobre la ansiedad.

Una cuestión que se suele plantear es la posibilidad de realizar unas «vacaciones farmacológicas», durante el período no escolar; o también, suprimir el tratamiento los fines de semana. A poco que se reflexione sobre esta cuestión emerge la incongruencia de dejar de tratar durante ciertos períodos, por el simple hecho de que el niño no asista al colegio. Si se adopta esta postura significa que se estaría administrando un fármaco por el simple hecho de ir mal en el colegio. Contemplado el problema exclusivamente desde esta perspectiva, resultaría discutible recomendar un tratamiento farmacológico. No debe olvidarse que la repercusión del TDAH no se limita al bajo rendimiento escolar, ni este es generalmente el problema más importante. El TDAH afecta al modo de pensar, de vivir en el entorno familiar, de convivir con los compañeros y de ser eficiente en cualquier actividad del día a día (leer, jugar, hablar, mirar la televisión, reflexionar, ir a un museo, ir al cine o al teatro, ir a un concierto, salir con el grupo de amigos, etc.). La administración continuada durante los períodos no escolares no incrementa los efectos secundarios, ni comporta toxicidad a largo plazo. Únicamente en casos puntuales, por ejemplo: pérdida importante del apetito, o por cualquier otro motivo que el médico estime oportuno, están justificadas las «vacaciones farmacológicas». Por último, no se debe olvidar que el objetivo a medio o largo plazo es mejorar los hábitos y el funcionamiento cognitivo, lo cual se ve reforzado si el tratamiento es continuo.

Con respecto al riesgo de adicción, ninguno de los muchos estudios llevados a cabo, apunta esta posibilidad. En referencia al consumo de drogas, la mayoría de trabajos refieren un efecto protector, es decir que el riesgo de adicción a sustancias es menor en adolescentes con TDAH que han recibido tratamiento farmacológico que en los que no han sido tratados. Con respecto al uso no terapéutico del MTF, aunque poco frecuente, se ha observado ocasionalmente en adolescentes. Ello es menos probable que ocurra con las preparaciones de liberación sostenida. Con la ATX este riesgo es nulo.

b. Tratamiento psicológico

El tratamiento psicológico deberá ir orientado a los padres y al afectado mientras se trabaja en equipo con el colegio. El uso de técnicas conductuales en uno de los ambientes (en casa o en el colegio) no hace que se modifiquen los comportamientos en el otro ambiente, por lo tanto se necesitará aplicar contingencias conductuales en los 2 ambientes.

Los padres necesitarán información sobre el trastorno, entrenamiento en el manejo de las conductas disruptivas, estrategias de interacción-comunicación y de resolución de problemas. Los afectados necesitarán ayuda en el control de las emociones, comportamientos e impulsos, reestructuración de pensamientos negativos, mejora de la autoestima y de las habilidades sociales, y resolución de problemas.

El psicopedagogo del colegio y los profesores son claves para el buen funcionamiento escolar del niño/a con TDAH, y por tanto de su autoestima y su futuro. Necesitarán información y conocer las limitaciones concretas del alumno para establecer una adecuación correcta del temario, pautas de resolución de problemas y aplicación de contingencias en el aula y, de ser necesario, una adaptación curricular.

• *Tratamiento a padres. Programas psicoeducativos*

Los padres pueden llegar a la consulta con sentimientos de culpa, desorientados, agotados y muy confundidos sobre lo que es normal y lo que no lo es. El primer paso, despuést del diagnóstico, será informarles básicamente sobre los síntomas del trastorno, su base neurobiológica y su tratamiento multimodal. Deberán entender que ellos no son culpables que su hijo/a presente TDAH, como tampoco lo serían si sufriera, por ejemplo, diabetes o epilepsia. El segundo paso es instruirles en cómo dar órdenes, fragmentar tareas, en la aplicación de consecuencias coherentes, contingentes y constantes al comportamiento de su hijo/a, previamente pactadas con él/ella; aumentar la estructura y el orden de la casa, y establecer rutinas. El tercer paso, y no por ello menos importante, será restablecer la comunicación positiva: aprender a escucharlos, a mostrarse empático, a aumentar la expresión de los sentimientos de su hijo/a, a ayudarle a reflexionar para que encuentre sus propias soluciones, a cómo hablarles para que escuchen, etc. Y por último, ayudar a los padres en la resolución de problemas: identificar el problema, definirlo, buscar alternativas, anticipar consecuencias y evaluar los resultados. La comprensión, constancia, paciencia y esfuerzo de los padres y personas que rodean al niño/a con TDAH es esencial para la evolución del trastorno y la autoestima.

• *Tratamiento directo con el niño*

Los niños/as con TDAH pueden llegar a la consulta tras haber recibido reiteradas burlas y rechazos, por parte de compañeros, además de frecuentes reprimendas y castigos, por parte de padres y profesores. El sentirse rechazados hace que su comportamiento y autoestima empeore y sus pensamientos sean negativos. La tabla 2.4 muestra los pensamientos negativos que puede tener un niño con TDAH.

- No hago nada bien
- Me hacen repetir los deberes 40 veces
- Siempre me regañan
- Soy tonto
- Nadie me soporta
- Nadie quiere jugar conmigo

Tabla 2.4. *Pensamientos de un niño con TDAH.*

Los niños con TDAH piensan que todo les va mal. No son capaces de identificar cuáles han sido los errores concretos que han dicho o hecho, sean estos pequeños o grandes. Por eso, les resulta muy útil el entrenamiento en resolución de problemas (identificar el problema, definirlo, buscar soluciones alternativas, anticipar consecuencias y evaluar los resultados).

Para favorecer su autocontrol emocional y conductual, y el control de impulsos, se les enseñará a detectar sus propias señales de alarma y se les entrenará en técnicas de relajación, distracción y reestructuración de pensamientos negativos. Se les entrenará también en habilidades sociales, sobretodo, en saber escuchar, en hacer cumplidos, en pedir favores y ofrecer ayuda, y en solucionar conflictos defendiendo sus derechos, a la vez que respetan los derechos de los demás. Su autoestima irá mejorando en la medida que consiga obtener pequeños éxitos académicos y sociales, reciba comentarios positivos y se sienta querido.

- *Tratamiento psicopedagógico*

Los niños/as con TDAH pueden presentar diferentes lagunas en sus aprendizajes escolares. A menudo, aunque estos niños/as estén recibiendo medicación y/o tratamiento psicológico y rindan mejor, habrá diferentes problemas en la escuela que pueden seguir presentándose: bajos niveles en lectura, escritura y cálculo, no conclusión de tareas, calificaciones bajas, problemas en planificación y organización, etc. Estimaciones conservadoras sugieren que dos de cada cuatro niños/as con TDAH sufren también una discapacidad específica del aprendizaje (dislexia, disgrafía, discalculia, trastorno del aprendizaje no verbal) o del lenguaje (trastorno fonológico, trastorno específico del lenguaje) o de la relación social (trastorno de Asperger). En estos casos será fundamental facilitar estrategias de aprendizaje que contemplen también los déficit asociados a los trastornos comórbidos (ver el resto de capítulos de este libro). Por encima de todo, es básico seguir motivando al alumno y ayudarle a saber aprender.

c. Efectos secundarios de NO tratar

Recibir algún tipo de tratamiento siempre puede ocasionar pequeños daños colaterales no deseados: efectos secundarios de la medicación, supresión de extraescolares por priorizar el tratamiento psicológico o psicopedagógico, etc. Pero no tratar también puede ocasionar sus riesgos, sus efectos secundarios: menos hitos académicos, baja autoestima, problemas de relación social entre pares, con el jefe y/o autoridades, mayor consumo de tabaco y alcohol, mayor riesgo para las adicciones, embarazos precoces, mayor porcentaje de accidentes de tránsito y más problemas psiquiátricos y conductuales.

Trastorno de
déficit de atención/
hiperactividad

Recomendaciones de las guías

Las guías de práctica clínica se basan en el análisis riguroso de los estudios realizados sobre la eficacia de las intervenciones psicológicas y farmacológicas. Las guías recientes más acreditadas sobre el TDAH son:

- La guía NICE (National Institute for Health and Clinical Excellence), del Reino Unido.

- La guía americana Practice Parameter for the Assessment and Treatment of Children and Adolescents With Attention-Deficit/Hyperactivity Disorder, publicada por la American Academy of Child and Adolescent Psychiatry (AACAP).

Si bien existe bastante coincidencia entre ellas, difieren en algún punto crítico. Por un lado cada guía está muy influida por la realidad y el sistema sanitario del país donde se han elaborado. La NICE, está muy influida por el Sistema Nacional de Salud británico, que cuenta con una fuerte implantación de atención psicológica y psicopedagógica de calidad en los colegios. Además, las intervenciones psicológicas están estandarizadas y son gratuitas. No ocurre lo mismo con el sistema norteamericano, donde predomina la medicina privada y con una menor implantación de los programas psicológicos. En España, aunque la asistencia médica es gratuita, no ocurre lo mismo con la mayor parte de intervenciones psicológicas y psicopedagógicas. Tampoco se suelen seguir programas estandarizados, ni siempre existen recursos para una buena atención en los colegios. En la tabla 2.5 se resumen los aspectos prácticos más relevantes de cara al tratamiento según cada guía.

A. MAYORES DE 6 AÑOS
  1. NICE
     a. TDAH leve con repercusión leve:
        i. El tratamiento farmacológico no es la primera opción.
        ii. Programa psicoeducativo para padres; o terapia cognitivo/conductual ó entrenamiento en habilidades sociales para el paciente.
     b. TDAH grave
        i. Tratamiento farmacológico + Programa psicoeducativo para padres.
        ii. Si el tratamiento farmacológico no es aceptado, informar sobre la superioridad del tratamiento farmacológico. Si, a pesar de todo, sigue sin ser aceptado, ofrecer programa psicoeducativo para padres.
  2. AACAP
     a. El tratamiento inicial es uno de los fármacos aprobados.
     b. Si hay una respuesta satisfactoria no requiere ninguna intervención adicional.

B. MENORES DE 6 AÑOS
  1. NICE
     a. No se recomienda tratamiento farmacológico.
     b. Programa psicoeducativo para padres.
     c. Si el tratamiento psicológico es ineficaz remitir a un centro terciario.
  2. AACAP
     a. El MTF es eficaz en este grupo de edad.
     b. Incrementar muy lentamente la dosis.
     c. Dosis bajas pueden ser suficientes.
     d. Mayor tasa de efectos adversos: irritabilidad, mal humor.

Tabla 2.5. *Tratamiento del TDAH. Recomendaciones de las guías.*

Trastorno de déficit de atención/ hiperactividad

En referencia a la elección del fármaco, ambas guías coinciden en que se debe iniciar con MTF en el TDAH sin comorbilidad y en el TDAH con trastorno de conducta. En pacientes con TDAH asociado a tics, Tourette, ansiedad y/o riesgo de abuso de estimulantes, optar entre MTF o ATX. Ambas guías recomiendan, en caso de usar MTF, optar por liberación sostenida si se requiere administración en horario escolar y liberación inmediata si se requiere una dosis flexible. La recomendación por la AACAP sobre el uso del MTF en menores de 6 años viene avalada por la revisión de 9 estudios en menores de 6 años con diseño cruzado o paralelo a doble ciego. Ocho de los 9 estudios fueron favorables.

Recomendaciones prácticas

a. Para que nos escuchen:

- Dar instrucciones claras y concisas. No más de una instrucción a la vez.

- Mantener un buen contacto ocular en las explicaciones verbales. Acompañarlas de gestos y, si es posible, de imágenes. Asegurarse que reciben claramente el mensaje. Es posible romper una situación de distracción sólo con una mirada. En el colegio, es necesario tenerlos sentados en las primeras filas.

- Presentar las tareas de forma novedosa, estimulante, en color, repitiendo frecuentemente las instrucciones de manera entusiasta o incluso teatrera, comentarlas, escribirlas... Muchos niños/as con TDAH aprenden mejor visualmente que por la voz.

- El material escolar debe ser simple y de ser posible también austero para evitar distracciones innecesarias.

- Anticiparles las actividades que se harán a continuación y los objetivos de los ejercicios. Informarles sobre lo que se hablará el próximo día.

- Anunciar lo que se dirá antes de decirlo. Después decirlo. Y después repetir lo que se acaba de decir. Repetir, repetir, repetir. No cansarse de repetir; y además, sin enfadarse.

b. Para motivarles:

- Iniciar la tarea conjuntamente con ellos, es bueno ayudarles, pero la tarea deberán intentar hacerla ellos.

- Fraccionar las tareas en partes pequeñas y hacer que las muestren cada vez. Esto les permite moverse y recibir atención sucesivamente. En niños mayores les puede ayudar a evitar su sensación de fracaso que tan a menudo interfiere en su rendimiento.

- Hacerle notar que es normal cometer errores y tener que corregirlos.

- Pedir objetivos realistas que les sirvan de demostración que saben hacerlo.

- Darles muchas oportunidades para así, poder aprender.

- Reforzar positivamente más a menudo, que desaprobar.

- Promover actividades extraescolares en las que puedan ser brillantes.

- Reconocerles públicamente un buen comportamiento o trabajo.

- Permitirles utilizar apuntes de otros compañeros y ayudas complementarias: calculadora, tablas de multiplicar, cartón señalador, adaptador de lápiz, ordenador, etc.

- Siempre que sea posible facilitarles un compañero de soporte para las asignaturas que les son difíciles.

- Concederles más tiempo para acabar tareas o exámenes escritos.

- Facilitar exámenes orales y de partes más cortas.

- Acordar la entrega de un borrador antes de la calificación final (del trabajo, redacción, etc.).

- Facilitar tutorías individualizadas de apoyo.

- Buscar la calidad más que la cantidad en los deberes hechos.

- Saber que lo que menos gusta hacer, lo que se evita, es lo que uno cree que no sabe hacer.

c. Para que se organicen:

- Proporcionar un entorno simple, con pocos objetos, fácil de ordenar.

- Ayudarles a organizarse, reservando un sitio para cada cosa y anunciándolo con recordatorios visuales.

- Marcarles el tiempo del que disponen a través de un reloj que ellos puedan comprobar.

- En tareas escritas, no más de una pregunta por parágrafo.

- Tener a su alcance el horario escolar con las actividades que harán aquel día para poder predecir lo que pasará a lo largo de la jornada escolar.

- Utilizar esquemas. Enseñar a hacerlos y a subrayar. Comprobar que los utilizan y su eficacia (no todas las técnicas son igual de útiles en todos los niños).

d. Para que controlen mejor su comportamiento:

- Definir qué quiere decir portarse bien (no correr, no gritar, no insultar).

- Listar lo que sí se puede hacer (salir tranquilamente, hablar bajito, ordenar el pupitre...).

- Poner normas en las paredes o lugares visibles. Conocer perfectamente qué se espera de ellos, les da confianza en sí mismos. Necesitan límites muy claros.

- Crear rutinas y anunciar lo que vendrá a medida que el momento del cambio se acerca.

- Acordar una contraseña para identificar conductas no adecuadas y el cese de éstas. Debe quedar muy claro qué se puede y qué no se puede hacer dentro de casa y en el aula, y cuáles son las consecuencias si estas normas no se cumplen.

- Pactar las normas y las consecuencias con anterioridad.

- Pedir objetivos realistas. Enfrentarlos a tareas demasiado difíciles empeora su comportamiento y autoestima.

- Rebajar el número y la calidad exigida en los ejercicios presentados. Esto ayuda a incrementar la productividad, el cuidado de los ejercicios, y a disminuir el número de trabajos no presentados y el comportamiento hiperactivo.

- Ayudarles a identificar los errores escolares y/o sociales que han dicho o hecho y como resolverlos.

- Buscar y resaltar los éxitos tanto como sea posible. Viven con tantos fracasos que necesitan todos los éxitos que puedan conseguir.

Trastorno de déficit de atención/hiperactividad

- Fomentar el ejercicio físico. Les ayuda a eliminar el exceso de energía y a poder después prestar mejor atención.

e. Para que no se sientan solos:

- Mostrar una actitud tolerante, flexible y paciente. Ser su modelo.

- Aceptarles tal y como son, y además haciéndoselo notar. Mostrar afecto.

- Facilitar que expresen sus sentimientos. Mostrarse empático.

- Informar a todos los profesores del problema del alumno y actuar todos de la misma forma (no sólo el profesor de referencia).

- A ser posible, el tutor de estos niños debería ser un buen conocedor del trastorno y estar muy motivado para trabajar todas sus dificultades.

- Las comunicaciones con la familia debe hacerlas siempre el profesor de referencia y de la misma manera, con un sistema de comunicación periódico evitando charlas innecesarias a la entrada o salida del colegio.

- Explicar, cuando se estime oportuno, al resto de la clase la razón por la cual algunos alumnos necesitan consideraciones especiales. Tener TDAH no es un fallo en la voluntad, en el carácter o en las ganas de madurar.

Estos niños puede ser que tengan más talento del que se puede ver a simple vista. A veces, son creativos, divertidos, espontáneos y con sentido del humor.

Puntos clave:

- El TDAH es un trastorno crónico.
- Los síntomas son: falta de atención, y/o hiperactividad/ impulsividad.
- Si no atienden no es porque no quieren, sino porque no pueden.
- El diagnóstico se basa en los síntomas, su intensidad y su impacto.
- Debe descartarse que los síntomas no se deban a otras cuestiones médicas, psicológicas, psicopedagógicas o sociales.
- El diagnóstico es clínico. No existen pruebas, test o análisis de carácter diagnóstico.
- En su substrato neurobiológico están implicados el córtex prefrontal y ganglios basales.
- Es un trastorno heterogéneo donde hay implicados múltiples factores etiológicos.
- En cada aula escolar pueden haber de 1 a 3 niños/as que sufran TDAH.
- Es un trastorno más frecuente en hombres que en mujeres.
- El número de personas con TDAH ha sido siempre el mismo. Ahora hay más personas diagnosticadas y tratadas.
- El tratamiento puede ser farmacológico, psicológico y/o psicopedagógico.
- Muchos niños/as con TDAH no reciben aun toda la ayuda que necesitan.

Trastorno de déficit de atención/ hiperactividad

Bibliografía recomendada

Brown, T.: Trastorno por déficit de atención. Una mente desenfocada en niños y adultos. Masson, 2006.

Faber, A. y Mazlish, E.: Cómo hablar para que sus hijos le escuchen y cómo escuchar para que sus hijos le hablen. Medici, 1997.

Green, C. y Chee, K.: El niño muy movido o despistado. Entender el trastorno por déficit de atención con hiperactividad (TDAH). Medici, 2000.

Mena Pujol, B., Nicolau Palou, R., Salat Foix, L., Tort Almeida, P. y Romero Roca, B.: El alumno con TDAH. Guía práctica para educadores. Fundación Adana. Ediciones Mayo, 2006.

Soutullo, C.: Convivir con niños y adolescentes con Tratorno por Déficit de Atención e Hiperactividad (TDAH). Panamericana, 2004.

3. Trastornos del lenguaje

Josep Artigas-Pallarés

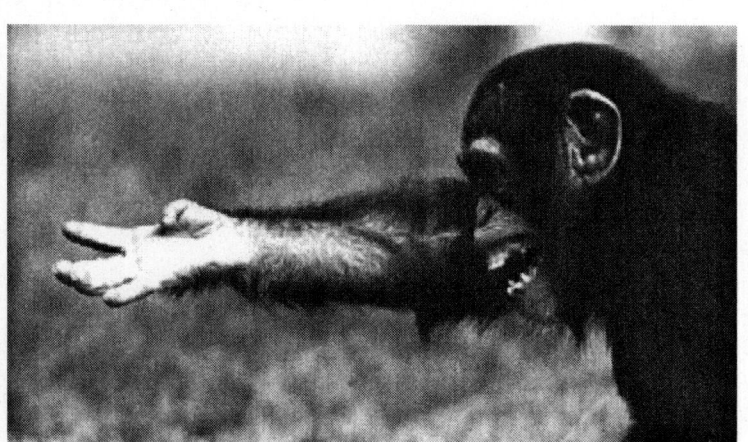

La existencia de una Gramática Universal innata es apenas discutible. Milagros aparte, algunos componentes del genoma humano muestran el hecho de que todos los niños identifican al instante parte de su entorno por medio del lenguaje y construyen de manera reflexiva las capacidades que usted y yo estamos ahora mismo utilizando. La «Gramática Universal», en su acepción moderna, es lo que define esta dotación genética. Por lo tanto, es difícil dudar de la existencia de tal teoría, tan difícil como resulta descubrirla.

Entrevista a Noam Chomsky, Radio-TV Continente, 19-07-2007

Ainoa tiene 9 años. Desde muy pequeña le han apreciado dificultades para vocalizar algunas palabras. Hasta los 4 años su lenguaje era difícil de comprender por personas ajenas al núcleo familiar. Actualmente, tiene poca facilidad de expresión. Cuando escribe confunde algunas letras. Cuando relata algún acontecimiento, realmente se hace un lío, no encuentra las palabras, repite, se bloquea, se pone nerviosa y finalmente lo deja correr. Le cuesta memorizar. Olvida fácilmente la información aprendida. Hay que estarle mucho encima para que trabaje. Es una niña desobediente. Frecuentemente, ansiosa. Todo ello no impide que, muchos días, se muestre como una niña muy amable, sensible y cariñosa.

En la escuela le cuesta mucho estar atenta. Se distrae con facilidad. Su capacidad lectora es muy baja y además no entiende lo que lee. Aborrece la lectura y odia ir al colegio. A veces, muestra una actitud desafiante hacia los profesores. Le cuesta seguir las normas. Fácilmente entra en conflicto con los compañeros. Quiere imponer su criterio. Ainoa es un desastre, no sabe lo que le ocurre. Cuando lo quiere explicar no encuentra las palabras; pero, en realidad, tampoco encuentra las ideas.

¿Qué es un trastorno del lenguaje?

Los niños vienen al mundo con una capacidad innata para adquirir el lenguaje. Poco importa que se les «enseñe» a hablar o se prescinda de ello; que la mamá les hable poco, mucho o nada; que reciban mucho o poco cariño, que tengan hermanos o sean hijos únicos; que hayan sido hijos muy deseados o accidentales; que la madre trabaje o pase el día en casa cuidando su hijo. Basta con que el niño esté inmerso, desde bien pequeño, en un entorno donde las personas se comunican por medio de palabras, para que el lenguaje aparezca, más o menos a la misma edad, independientemente de otras circunstancias del medio. El lenguaje es un instinto, propio y característico de la especie *homo sapiens* –aunque quizás no exclusivo–, en el cual se ha sustentado la selección natural para asegurar la persistencia y la extensión de la especie. Se han llevado a cabo experimentos que indican que el aprendizaje del lenguaje se inicia en el tercer trimestre de la gestación. El lenguaje emitido desde el exterior es transmitido al seno materno a través del líquido amniótico donde el feto está inmerso. El oído, ya suficientemente desarrollado, es capaz de percibirlo, y con ello iniciar el maravilloso proceso de la adquisición del lenguaje. Cuando este proceso no se desarrolla según el plan previsto por la naturaleza nos hallamos ante un trastorno del lenguaje.

Los trastornos del lenguaje representan un grupo de problemas que ha generado, y sigue generando, gran confusión. Están infradiagnosticados, se comprenden poco, no se dispone de una clasificación y conceptualización aceptadas con una cierta unanimidad. Tal desconcierto se puede entender por los siguientes motivos:

1. Un mismo trastorno ha recibido, y sigue recibiendo, diversas denominaciones.

2. A diferencia de otros trastornos del neurodesarrollo, el DSM aporta una clasificación y unos criterios poco ajustados a la problemática infantil.

Trastornos del lenguaje

3. Coexisten diversas clasificaciones basadas en categorías cuya identidad no siempre ha sido demostrada.

4. Los criterios diagnósticos, además de no ser unánimes, distan mucho de ser aplicados con el mismo rigor en distintos ámbitos y estudios.

5. Las pruebas diagnósticas adaptadas a la lengua española son escasas y, en ocasiones, contradictorias. Además, parten de modelos conceptuales diversos.

6. A pesar de la elevada prevalencia, existe un gran desconocimiento del problema tanto en entornos escolares como entre profesionales implicados en el diagnóstico y tratamiento: logopedas, psicólogos, psicopedagogos, psiquiatras y neurólogos.

7. Se tiende a aplicar a los niños conceptos basados en las lesiones del adulto que causan alteraciones del lenguaje.

8. Confusión entre problemas del lenguaje y del habla.

9. Persistencia de interpretaciones tan ridículas e insensatas como: *«no quiere hablar»*, *«no se esfuerza»*, *«quiere llamar la atención»*.

Los **trastornos del habla** son alteraciones formales en la emisión del discurso que pueden afectar a la articulación (fonética), la fluencia o la voz. Si bien no es motivo de este capítulo, es conveniente enumerar y definir los trastornos del habla, sobre todo para diferenciarlos de los trastornos del lenguaje. La tabla 3.1 los enumera y los define.

Dislalia	Trastorno de la capacidad de articular o pronunciar correctamente determinados fonemas[4] o grupos de fonemas.
Disartria	Trastorno articulatorio secundario a un déficit neurológico.
Disglosia	Trastorno de la pronunciación determinada por problemas estructurales del aparato bucofonatorio.
Disfemia o tartamudeo	Trastorno del habla caracterizado por tropiezos, espasmos y repeticiones debido a una imperfecta coordinación de las funciones ideomotrices cerebrales.

Tabla 3.1. *Trastornos del habla.*

Los trastornos del lenguaje son alteraciones en la comprensión o en el uso del lenguaje hablado y/o escrito. El lenguaje integra, por lo tanto, los siguientes aspectos:

- **Fonología**: representación mental de los sonidos (fonemas).

- **Semántica**: contenido del lenguaje. Significado de las palabras.

- **Sintaxis**: orden y combinación de las palabras y relación entre los elementos que conforman una frase.

- **Pragmática**: uso del lenguaje como medio de comunicación adaptado funcionalmente a cada situación o

---

4. Fonema: unidad de sonido que corresponde a un grafema (letra)

contexto social. Modo de utilizar el lenguaje para que cumpla su función como vehículo de comunicación.

Actualmente, existe una cierta unanimidad entre los grupos de investigación que están aportando mayor comprensión y coherencia en este campo, en limitar los trastornos del lenguaje a dos entidades: **trastorno fonológico** (TF) y **trastorno específico del lenguaje** (TEL). Ambos trastornos han recibido, y siguen recibiendo, diversas denominaciones. El TF se denomina del mismo modo en el DSM-IV-TR; sin embargo, en publicaciones recientes se tiende a usar el término **trastorno de los sonidos del habla** (sound speech disorder). El TEL corresponde a la denominación de trastorno de lenguaje mixto receptivo-expresivo del DSM-IV-TR. La tabla 3.2 muestra las distintas denominaciones que han recibido el TF y el TEL.

Trastorno fonológico	Trastorno de los sonidos del habla (Sound speech disorder)
	Trastorno de la programación fonológica
Trastorno específico del lenguaje	Retraso simple del lenguaje
	Disfasia
	Agnosia auditivo-verbal
	Sordera verbal
	Trastorno del desarrollo del lenguaje
	Trastorno del lenguaje mixto receptivo-expresivo
	Trastorno fonológico-sintáctico
	Trastorno léxico-sintáctico

Tabla 3.2. *Denominaciones utilizadas en los trastornos del lenguaje.*

El TF implica problemas en la emisión correcta de los sonidos que conforman las palabras (articulación) y problemas cognitivos, vinculados al déficit fonológico, que implican déficit en la representación mental de los sonidos (dificultad para identificar, diferenciar y manipular mentalmente los sonidos). El TF incorpora problemas que tradicionalmente se han considerado trastornos del habla (dislalias). Esta conceptualización adquiere sentido si se toma en consideración que los niños con TF presentan problemas tanto fonológicos (confusión de fonemas, conciencia fonológica y memoria fonológica), como fonéticos (distorsión articulatoria de los sonidos). Los criterios del DSM para TF se exponen en la tabla 3.3.

A. Alteración para usar los sonidos del habla apropiados para la edad y características dialectales (errores en la producción de sonidos, uso, representación u organización). Entre otros, errores como, sustitución de un sonido por otro (confusión d/t, k/t) u omisión de ciertos sonidos.

B. Las dificultades en el lenguaje receptivo y expresivo interfieren significativamente el rendimiento escolar, la ocupación laboral o la comunicación social.

C. Si se presenta retraso mental, trastorno motor del habla o deprivación ambiental, las dificultades lingüísticas superan las que habitualmente están asociadas a dichos problemas.

Tabla 3.3. *Criterios diagnósticos del DSM-IV-TR para el trastorno fonológico.*

El TEL se define como la alteración en el desarrollo del lenguaje expresivo y/o receptivo en el contexto de un desarrollo normal en otros aspectos: cociente de inteligencia (CI) no verbal y capacidad de autonomía. Dicha alteración debe tener una magnitud suficiente como para interferir en las actividades de la vida cuotidiana y/o en los aprendizajes escolares. La tabla 3.4 aporta la definición del DSM-IV-TR. Un matiz importante en la definición del TEL es que no se disocia, como ocurre en el adulto, entre un trastorno expresivo y un trastorno receptivo. Esta visión adquiere sentido al considerar que los niños con TEL muestran, en mayor o menor grado, problemas tanto en la expresión como en la comprensión. Ello contrasta con las lesiones cerebrales adquiridas (afasias) donde es común identificar problemas exclusivamente expresivos o receptivos.

A. Las puntuaciones obtenidas en una batería estandarizada para la valoración del desarrollo del lenguaje (expresivo y receptivo) están sensiblemente por debajo de las obtenidas en las valoraciones de la capacidad intelectual no verbal. Los síntomas incluyen tanto dificultades para la expresión del lenguaje como la dificultad para la comprensión de las palabras, frases o ciertos tipos específicos de palabras como, por ejemplo, los términos espaciales.

B. Las dificultades con el lenguaje receptivo y expresivo interfieren significativamente el rendimiento escolar, la ocupación laboral o la comunicación social.

C. No se cumplen criterios para trastorno generalizado del desarrollo.

D. Si se presenta retraso mental, trastorno motor del habla o deprivación ambiental, las dificultades lingüísticas superan las que habitualmente están asociadas a dichos problemas.

Tabla 3.4. *Criterios diagnósticos del DSM-IV-TR para el trastorno del lenguaje mixto receptivo-expresivo.*

Puesto que el abordaje del DSM-IV-TR no contempla con suficiente precisión las características del TEL en el niño, se han aportado otras definiciones que se ajustan mejor a la realidad clínica, tal como muestra la tabla 3.5.

Criterios diagnósticos:
- Nivel de lenguaje significativamente por debajo del nivel correspondiente a la edad y CI, interpretado como una puntuación por debajo del percentil 10 en un test de lenguaje receptivo y/o expresivo.
- CI no verbal y aspectos no lingüísticos del desarrollo (autonomía, habilidades sociales) dentro de los límites normales.
- Las dificultades del lenguaje no se explican por pérdida auditiva, anomalía física del aparato fonatorio, o privación ambiental.
- Las dificultades del lenguaje no son causadas por lesión cerebral.

Síntomas habituales:
- Retraso en el inicio del lenguaje; aparición de las primeras palabras a los 2 años o más tarde.
- Producción de los sonidos del habla anormal o inmadura, especialmente en la edad preescolar.
- Uso de estructuras gramaticales simplificadas, en comparación con los niños de la misma edad.
- Vocabulario restringido, tanto en la producción como en la comprensión.
- Baja memoria verbal a corto plazo, puesta en evidencia mediante tareas de repetición de palabras o frases.
- Dificultad en la comprensión de lenguaje complejo, sobre todo si el interlocutor habla muy rápido.
- El TEL es marcadamente heterogéneo y variable según la edad. El diagnóstico no depende de la presencia o ausencia de características específicas del lenguaje.

Tabla 3.5. *Características del trastorno específico del lenguaje.*

El TEL se contempla como un trastorno unitario que incluye distintas disfunciones lingüísticas –receptivas/expresivas, fonológico-sintácticas, léxico-semánticas y semántico pragmáticas– que diversos autores consideran como subtipos de trastorno del lenguaje. Sin embargo, cuando se han estudiado series extensas de pacientes con trastorno del lenguaje, se halla un considerable solapamiento entre los distintos grupos respecto a los aspectos lingüísticos que se supone caracterizan dichos subtipos. Cabe añadir además, que es difícil sostener la existencia de subtipos más o menos puros si se tiene en cuenta que los déficits lingüísticos varían con la edad; es decir, los pretendidos subtipos son poco estables a lo largo del tiempo. Por otra parte, los estudios genéticos no han aportado evidencia a favor de la existencia de subtipos diferenciados.

Síntomas y características cognitivas

a. Trastorno fonológico

Los niños con TF se identifican fácilmente por el hecho de tener un lenguaje expresivo caracterizado por una baja inteligibilidad. Popularmente se les denomina «lengua de trapo». Su lenguaje parece más infantil del esperado para su edad. Suelen ser niños a los que sus padres les entienden bien por estar acostumbrados a descifrar sus emisiones fonéticas. Sin embargo, fuera del entorno familiar, resulta difícil comprender su lenguaje. La prevalencia es muy alta, entre el 5% y el 17%, dependiendo de la edad y del método diagnóstico. La evolución habitual es una mejoría progresiva del problema. En la mayoría de los casos el pronóstico es muy bueno y suele resolverse antes de los 5 o 6 años.

Al igual que ocurre con otros problemas del neurodesarrollo, resulta difícil establecer unos límites con la normalidad. Puesto que la magnitud del problema sigue una distribución continua, el punto de corte entre la normalidad y el trastorno no puede dejar de tener un cierto carácter arbitrario. Tal como lo define el DSM, se debe diagnosticar TF, cuando el problema genera una disfuncionalidad.

Los problemas de estos niños dependen más de las posibles comorbilidades que del propio TF. Las asociaciones más comunes son el **trastorno de déficit de atención/hiperactividad** (TDAH), el TEL y la **dislexia**. La figura 3.1 muestra la posible coincidencia entre estos trastornos.

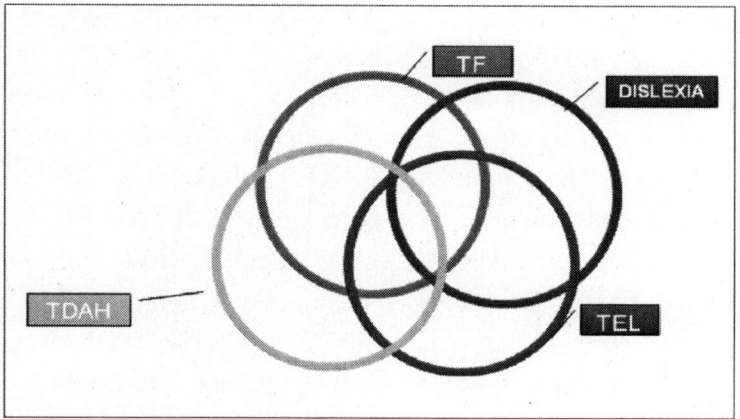

Figura 3.1. *Comorbilidad de los trastornos del lenguaje.*

La comorbilidad genera que, en muchos casos, el motivo de consulta inicial venga determinado por síntomas de TDAH –generalmente hiperactividad, debido a la edad temprana de consulta–, o también, por problemas de conducta vinculados al TDAH. Otras veces, el diagnóstico de TF se hace *a posteriori*, en edad escolar, cuando posiblemente se ha resuelto totalmente el problema fonológico pero se identifican dificultades en la lecto-escritura. En los casos de dislexia, cuando se analizan las primeras etapas del desarrollo, no es infrecuente identificar problemas fonológicos que se presentaron durante los primeros años, y de los cuales puede, o no, persistir alguna manifestación.

b. Trastorno específico del lenguaje

El TEL, a pesar de ser mucho más discapacitante que el TF, suele pasar desapercibido. Los niños con TEL inician el lenguaje más tarde que la mayoría de niños (palabras simples pasados los 16 meses y construcción de frases de dos palabras pasados los 24 meses). Si tienen hermanos mayores, los padres disponen de un parámetro comparativo para detectar que el lenguaje ha aparecido sensiblemente más tarde. En los primeros años de guardería se aprecia una dificultad para comunicarse con los compañeros. Pueden ser niños que se relacionan poco, con tendencia a aislarse debido a su falta de lenguaje. Las dificultades de comprensión generan dificultades en la interacción con el grupo de iguales. Al igual que ocurre con el TF, la comunicación es más fácil y simple dentro del entorno familiar, por lo cual los problemas pueden pasar desapercibidos o ser mal interpretados. Se ha estimado que al inicio de la escolaridad entre el 7 y el 8% de los niños presentan TEL en algún grado. Las alteraciones del lenguaje persistentes hasta la edad adulta son mucho menos frecuentes que los moderados retrasos que suelen apreciarse en los preescolares y que se superan con el tiempo.

El aislamiento de estos niños puede plantear dudas sobre su capacidad auditiva. La observación de la capacidad auditiva en el entorno natural generalmente permite excluir la sordera. Son niños que no hablan, pero detectan fácilmente los sonidos del entorno y reaccionan a ellos con naturalidad. En la mayoría de los casos resulta superfluo realizar pruebas auditivas. Incluso, la programación de las mismas puede ser causa de retraso del diagnóstico real.

Debido al aislamiento social es relativamente común la sospecha de un **trastorno del espectro autista** (TEA). La clave para descartarlo estriba en la buena capacidad de los niños con TEL para expresarse gestualmente, compartir intereses y desarrollar estrategias para hacerse entender. El niño con TEA no se esfuerza para comunicarse; el niño con TEL, aunque le resulte difícil hablar, intenta comunicarse de cualquier modo. El problema diagnóstico es difícil de resolver cuando se asocian TEA y TEL, situación nada excepcional. Por este motivo, puede ser necesario aplicar, además de las pruebas de TEL, tests para el diagnóstico de TEA. En muchos casos, la aplicación de la escala de cribaje M-CHAT puede ser suficiente para descartar TEA. Cuando persisten dudas, es conveniente aplicar una prueba más específica de TEA como es el ADOS.

Al igual que ocurre con el TF, el motivo de consulta inicial puede estar vinculado a la comorbilidad con el TDAH. Los síntomas de falta de atención y de conducta hiperactiva/impulsiva agravan los problemas de interacción social, con lo cual puede resultar difícil excluir el diagnóstico de TEA.

Pasados los primeros años se identifican dificultades en los aprendizajes, en parte por el propio TEL, y en parte por la posible asociación con dislexia y TDAH. La baja comprensión lingüística dificulta el seguimiento de las clases. Además, aparece fatiga debida al esfuerzo suplementario que comporta el intento de comprender las explicaciones mediante inferencias contextuales. El problema comprensivo del lenguaje, obviamente, incide también en la comprensión lectora. Por tanto, no es extraño que estos niños tengan baja autoestima, sensación de ser tontos y falta de motivación e interés para el estudio. Si a ello se añade la falta de comprensión del problema, o incluso una atribución de culpa, las probabilidades de depresión y fracaso irreversible son muy altas. Suele existir el agravante de que los niños con TEL, carecen de la habilidad para expresar verbalmente sus problemas, pues carecen de una buena capacidad para elaborar un discurso que les permita transmitir su problema real. Ello puede generar ansiedad, rebeldía y conductas explosivas.

La figura 3.2 ilustra cómo inciden los distintos aspectos del lenguaje en el aprendizaje de la lectoescritura.

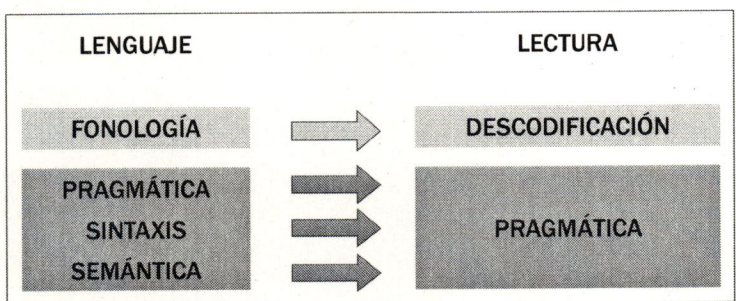

Figura 3.2. *Repercusión del lenguaje en la lectura.*

Cómo hacer el diagnóstico

Las manifestaciones clínicas descritas deberían orientar la sospecha diagnóstica. En casos severos bastaría una buena observación, sustentada por la experiencia, y unas ideas claras acerca de los trastornos del lenguaje para efectuar el diagnóstico. Sin embargo, es del todo necesario confirmarlo con pruebas psicológicas. La valoración psicométrica no debe limitarse a las valoraciones lingüísticas sino que debe abarcar la identificación de las comorbilidades, así como la exclusión de problemas que se pueden prestar a confusión. Los más comunes ya han sido mencionados. Pero también es necesario establecer un diagnóstico diferencial con el retraso mental. Por esta razón, se hace necesaria la práctica de una prueba de inteligencia general.

El punto más cuestionado de las definiciones aportadas por el DSM-IV-TR y el ICE 10 es la condición de que se requiere una discrepancia entre el nivel de inteligencia y el problema lingüístico.

La aplicación de dicho criterio comporta ciertas incongruencias. Con el fin de aclarar este aspecto es preciso reflexionar en torno a las siguientes ideas:

- El lenguaje influye decisivamente, de forma general, en las habilidades lingüísticas. El lenguaje es un aspecto básico y decisivo para el razonamiento verbal. Por tanto, la habilidad lingüística explica una parte importante de la varianza del cociente verbal, y en consecuencia, del CI total. Por tanto, los diagnósticos basados en discrepancia entre nivel lingüístico y CI verbal o CI total, son excesivamente conservadores, pues excluyen precisamente los casos más graves de TEL, o sea, aquellos en los que las dificultades lingüísticas tienen un fuerte impacto sobre el CI.

- El uso de la discrepancia capacidad lingüística y CI no verbal (también denominado CI manipulativo o razonamiento perceptivo), genera otras incongruencias. Por una parte un razonamiento perceptivo relativamente bajo descartaría el diagnóstico en un considerable número de niños con dificultades lingüísticas importantes. Si la premisa básica para justificar la aplicación de dicha discrepancia se sustenta en la independencia entre estos parámetros, resultaría que el bajo nivel de razonamiento perceptivo se convertiría en un factor protector de TEL, puesto que el bajo nivel perceptivo sería el motivo de exclusión en cierto número de pacientes. La Dra. Bishop, autoridad mundial en trastornos del lenguaje, puso en evidencia que entre gemelos idénticos existía una alta coincidencia respecto al diagnóstico de TEL; en tanto que las puntuaciones referidas al CI no verbal variaban sensiblemente entre hermanos gemelos monocigóticos (comparten el 100 % de sus genes). Si se hubiera tomado como referencia la discrepancia nivel de lenguaje / CI no verbal, se daría la incongruencia que un hermano gemelo idéntico podría ser diagnosticado de TEL, en tanto que el otro quedaría excluido por tener un CI no verbal más bajo.

La alternativa a tales objeciones no parece fácil de resolver por el momento. Por ello, se recomienda utilizar en la práctica clínica la discrepancia entre nivel lingüístico y edad cronológica. Por el contrario, cuando el objetivo es la investigación, la utilización de la discrepancia con el CI no verbal, puede resultar útil, pues permite seleccionar los casos de TEL más puros.

La tabla 3.6 resume las distintas pruebas, validadas en lengua española, que se pueden utilizar para el diagnóstico de los trastornos del lenguaje. La tabla 3.7 resume pruebas no implicadas directamente en la valoración del lenguaje, pero muy convenientes para determinar la comorbilidad y mecanismos básicos implicados (velocidad de procesamiento visual, atención, memoria de trabajo, etc.).

- CEG: test de comprensión de estructuras gramaticales.
- EDAF: evaluación de la discriminación auditiva y fonológica.
- ITPA: test de Illinois de aptitudes psicolingüísticas.
- PEABODY: test de vocabulario en imágenes.
- PLON-R: prueba de lenguaje oral Navarra: revisada.
- Test de vocabulario de Boston.

Tabla 3.6. *Pruebas diagnósticas para trastornos del lenguaje.*

- WISC IV: inteligencia general.
- RAN/RAS: velocidad de procesamiento automático de palabras y signos.
- TALE/TALEC: habilidades lectoras (español y catalán).
- PROLEC R/PROLEC SE: habilidades lectoras (español y euskera).
- EDAH: escala para valoración de TDAH.
- CBCL 6-18/CBCL 1,5-5: escalas para valoración de psicopatología infantil.
- K-ABC: inteligencia general.
- TONI-2: inteligencia no verbal.
- LEITER: inteligencia no verbal y atención.

Tabla 3.7. *Pruebas para valoración de problemas asociados a los trastornos del lenguaje.*

Trastornos del lenguaje

Tratamiento

El tratamiento de los trastornos del lenguaje puede requerir la intervención logopédica, que se sirve de diversas técnicas orientadas a estimular la adquisición y desarrollo del lenguaje. La intervención puede ser directa, o mediatizada a través de los padres y cuidadores con el fin de optimizar el input lingüístico en un entorno natural.

El tipo de intervención varía según se trate un TF –puro o con componente articulatorio– o un TEL. En el primer caso la intervención directa es altamente eficaz. El tratamiento implica el aprendizaje de técnicas de entrenamiento para la producción de sonidos mediante ayudas visuales –gesticulación manual o símbolos que ilustran la forma correcta de articular– que facilitan el aprendizaje correcto de las emisiones fonéticas. Los aspectos fonológicos se tratan con técnicas que favorecen la adquisición de habilidades metalingüísticas dirigidas a resolver las confusiones fonológicas (b/d, t/p, c/s, etc.). El pronóstico generalmente es bueno. El tratamiento, además de su eficacia, posiblemente influye favorablemente en la posterior adquisición de la lectura.

En el TEL se han mostrado eficaces, tanto la intervención directa, como la intervención mediada por la familia. En la intervención mediada por la familia, la función del logopeda consiste en identificar aspectos clave en la comunicación con el fin de instruir a los padres para trabajar sobre los mismos. En cualquier caso, a pesar de la gran cantidad de niños con TEL que reciben intervención logopédica, sorprende la escasez de estudios sobre la eficacia a largo plazo. El principal motivo que limita la validez de los estudios es la falta de estandarización tanto de criterios diagnósticos en las muestras seleccionadas, como la heterogeneidad de los métodos de intervención. En general los estudios se basan en muestras pequeñas, no randomizadas, sin grupo control o sin doble ciego. Los problemas sobre la intervención logopédica en el TEL se incrementan cuando está afectado seriamente el componente comprensivo del lenguaje.

Recomendaciones prácticas

- La primera, y más importante recomendación práctica, consiste en identificar y comprender el trastorno. El niño con TF o TEL no es un niño mal criado o vago (todavía se escuchan interpretaciones como «no quiere hablar», «no se esfuerza»). Dichas interpretaciones, carentes no sólo de base científica sino de sentido común, conducen a actitudes irracionales tales como recomendar que no se le ayude para que de este modo «se espabile».

- En el TEL, independientemente de que exista o no comorbilidad con dislexia, suele estar fuertemente comprometida la comprensión lectora. Es, por tanto, insensato forzar a leer textos complejos, poco divertidos, que aparte de comprometer la autoestima, conducen a incrementar la falta de motivación para la lectura.

- Los niños con TEL tienen fuertes dificultades para interpretar con precisión los mensajes vehiculados a través del lenguaje, lo cual compromete la interpretación de los mensajes sociales. Se le puede ayudar mucho si se toman en consideración tales dificultades asegurándose de que comprende y asimila los mensajes verbales.

Trastornos
del lenguaje

- Utilizar siempre un lenguaje familiar, simple y fácilmente comprensivo.

- No hacerle sentir mal o ridiculizarlo por las dificultades expresivas.

- Protegerlo de la posible marginación entre sus compañeros y, sobre todo, actuar enérgicamente ante cualquier sospecha de acoso escolar.

- Priorizar las evaluaciones orales, donde se le puede facilitar la expresión, por encima de los exámenes escritos.

- Repetirle al final de clase, de forma individual, los aspectos esenciales con el fin de asegurar que ha recibido correctamente la información.

- Tener en cuenta que el bilingüismo o el plurilingüismo son problemas añadidos; y que los niños con TF o TEL tienen, al menos inicialmente, fuertes dificultades para manejarse en dos o más idiomas. Estos niños funcionan mejor en un entorno monolingüe.

- El aprendizaje de un idioma extranjero suele comportar grandes dificultades. Si ello ocurre, se debería obviar dicha materia, o limitar a mínimos el aprendizaje del idioma extranjero.

- Facilitarle el discurso cuando intenta explicar algo y cargarse de paciencia si es lento o reiterativo.

- Adaptaciones curriculares en áreas de lengua.

- Proporcionar, al máximo, oportunidades para comunicarse.

- Evitar centrar la atención en los errores; y corregirlos con gran sutileza cuando sea necesario.

- Repetirle con sutileza las frases confusas o defectuosas, de modo que pueda escuchar la interpretación de lo que ha dicho.

- Cuando se estime conveniente ofrecer alternativas definidas: ¿quieres A o B?

- Proporcionar, cuando sea posible, claves contextuales en los mensajes verbales.

- Si la frustración derivada de los problemas de comunicación genera problemas de conducta, no intervenir directamente sobre ellos; sino que, en su lugar, se debe intentar facilitar la comunicación con el fin de favorecer la expresión de los sentimientos, y de este modo, puedan ser comprendidos.

- En el caso de tener distintos profesores, todos deben conocer y comprender el trastorno.

Puntos clave:
- Los trastornos del lenguaje representan un problema frecuente e importante que suele pasar desapercibido.
- Los trastornos del lenguaje presentan elevada comorbilidad entre ellos y también con la dislexia y el TDAH.
- Las pruebas biológicas (EEG, RM, potenciales evocados, etc.), salvo situaciones concre-

tas en las que exista una razón específica (epilepsia, retraso mental, alteraciones en el examen neurológico, dismorfias o malformaciones), carecen de utilidad.

- La evolución natural y el pronóstico, en la mayoría de casos, es razonablemente positiva.

- Es muy importante la comprensión del problema y las adaptaciones curriculares.

- Todos, maestros, padres, equipos psicopedagógicos, médicos, psicólogos, estamentos públicos, tenemos una parte de responsabilidad grave, cuando algún niño con trastorno de lenguaje, o cualquier otro trastorno, sufre acoso escolar.

Bibliografía recomendada

Jodar Vicente, M.: Trastornos del lenguaje y la memoria. Editorial UOC, S.L. 2005.

Mendoza Lara, E.: Trastorno Específico del Lenguaje. PIRAMIDE, 2001.

Narbona, J. y Chevrie-Müller: El lenguaje del niño. MASSON, 2003.

Picq, P., Sagart, L., Dehaene, G. y Lestienne, C.: La historia més bonica del llenguatge. Edicions de 1984. 2009.

4. La dislexia
Neus Buisán Cabot

Protosinaítico Semítico 1600-1400 a.C.	Cananeo primitivo 1400-1300 a.C.	Cananeo hacia 1200 a.C.	Fenicio primitivo 1100-1000 a.C.	Formas griegas arcaicas 850-700 a.C.	Alfabeto latino

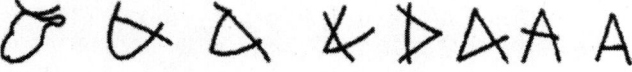

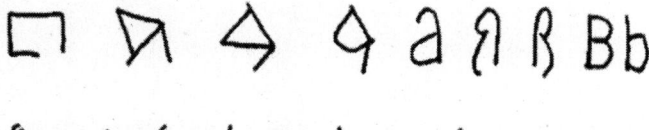

Primera columna: *aleph* (buey)
Segunda columna: *beth* (casa)
Tercera columna: *nun o nahas* (serpiente)

Pero, cuando llegaron a lo de las letras, dijo Theuth: «Este conocimiento, oh rey, hará más sabios a los egipcios y más memoriosos, pues se ha inventado como un fármaco de la memoria y de la sabiduría.» Pero él le dijo: «¡Oh artificiosísimo Theuth! A unos les es dado crear arte, a otros juzgar qué de daño o provecho aporta para los que pretenden hacer uso de él. Y ahora tú, precisamente, padre que eres de las letras, por apego a ellas, les atribuyes poderes contrarios a los que tienen. Porque es olvido lo que producirán en las almas de quienes las aprendan, al descuidar la memoria, ya que, fiándose de lo escrito, llegarán al recuerdo desde fuera, a través de caracteres ajenos, no desde dentro, desde ellos mismos y por sí mismos. Apariencia de sabiduría es lo que proporcionas a tus alumnos, que no verdad. Porque habiendo oído muchas cosas sin aprenderlas, parecerá que tienen muchos conocimientos, siendo, al contrario, en la mayoría de los casos, totalmente ignorantes, y difíciles, además, de tratar porque han acabado por convertirse en sabios aparentes en lugar de sabios de verdad.

Tomado de: Platón, Fedro, Madrid,
Instituto de Estudios Políticos, 1970.

María hablaba muy bien a los dos años, con dos años y medio reconocía todos los colores, a los tres le encantaban las pinturas de Joan Miró, era lista, parlanchina y alegre. Pero María, a los siete años, sorprendentemente, no aprendía como sus compañeros. En la escuela cada día era más retraída y lenta en sus tareas. Las interpretaciones de los maestros sobre esta ineptitud fueron diversas, pero sobretodo se atribuían a un «bloqueo emocional». Sus padres no entendieron nunca qué significaba este «diagnóstico». Y empezó un «vía crucis» de psicólogos, tratamientos y refuerzos. Hasta que, cuando la niña tenía doce años, llegó el diagnóstico definitivo: su hija es disléxica. La terapeuta del lenguaje le explicó a María qué era lo que le pasaba, y ella, muy entusiasmada le dijo a su madre: «¡¡Mama, mama, no soy tonta, soy disléxica!!».

¿Qué es la dislexia?

La dislexia es el trastorno del desarrollo que se caracteriza por la dificultad en el aprendizaje y consolidación de la lectura y la escritura en personas con inteligencia, y oportunidad de formación suficientes para la adquisición de la lectura y escritura. Puesto que la lectura y la escritura son los instrumentos mediadores por excelencia en los que se basan todos los aprendizajes, sus déficits influyen negativamente en el rendimiento escolar, en la adquisición de los conocimientos en todas las materias e, inevitablemente, propician el deterioro de la percepción que el niño o la niña tienen de sí mismos y aparecen así los problemas de tipo social y emocional que suelen acompañar a los trastornos de aprendizaje.

Concepto

- Es un *trastorno específico* que se caracteriza por la presencia de déficit en una o varias áreas del desarrollo mientras las demás pueden permanecer indemnes.

- Es *inesperado* ya que no se aprecia ninguna causa que pueda explicar esta dificultad.

- Es *persistente,* sus manifestaciones siguen presentes en la edad adulta.

- Suele ser *resistente* a la intervención pedagógica normativa que se aplica en la escuela para mejorar el retraso en la adquisición de la lectura y la escritura.

La dislexia

Síntomas y características cognitivas

1. Síntomas

Los síntomas básicos de las dislexia son: dificultades para aplicar el código alfabético, dificultad para aplicar las normas gramaticales, dificultad para el recuerdo de la forma ortográfica de las palabras y poca capacidad para automatizar las reglas ortográficas. En el fondo de estas dificultades subyace una escasa conciencia fonológica.

Pero, ¿qué es la *conciencia fonológica*? Pues bien, es la consciencia de que las palabras están formadas por sonidos que se pueden aislar mentalmente. A estos sonidos se les denomina *fonemas*, a cada uno de estos fonemas le corresponde en general un signo, es decir, una letra. Estos signos son los *grafemas*. Este conocimiento permite jugar con las palabras, suprimir un sonido en una palabra, añadir otro, cambiarlos de orden o elaborar rimas. A esta capacidad, se le llama **conciencia fonológica** y es imprescindible para aprender a leer.

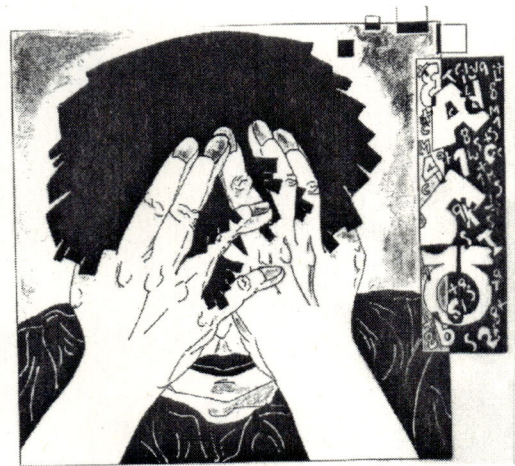

Dibujo de H.C.
16 años. Disléxica

Para la mayoría de los expertos el mal rendimiento en tareas que requieren conciencia fonológica es el factor que explica las dificultades de algunos niños en la adquisición de la lectura y la escritura.

¿Y qué es el *código alfabético*? Se refiere al sistema de reglas que asignan a cada fonema una representación gráfica, una letra. Cuando un niño aprende a leer debe también aprender el abecedario para reconocer el código alfabético. Debe saber que al sonido inicial de la palabra «gato» le corresponde la letra /g/.

Para los niños y las niñas disléxicos la lectura y la escritura suelen ser laboriosas y lentas, y superan el tiempo que la escuela considera aceptable para la adquisición de estas competencias. Añaden, suprimen o cambian sonidos, algunas veces «adivinan» más que leen. En la escritura de estos niños aparecen palabras indebidamente unidas o fragmentadas y tienen muchas dificultades ortográficas.

Pero el aspecto más preocupante en los niños y niñas disléxicos es su vulnerabilidad, la experiencia de fracaso. Los niños viven esta situación sin poder comprender el por qué. Día a día, padres y maestros les repiten que deben esforzarse más que, si «quieren», «pueden» hacerlo mucho mejor. La desorientación se apodera de estos niños que no alcanzan a comprender qué es exactamente lo que deben hacer, porque querer quieren, intentarlo lo intentan, pero no consiguen nunca aquellos resultados que los adultos les exigen. Los déficits en el aprendizaje pueden ir acompañados de la conciencia de fracaso que, de producirse, tiene efectos desbastadores en los niños y adolescentes.

La dislexia

2. Aprender a leer y a escribir

El lenguaje oral se adquiere por la simple exposición al medio socio-familiar. No es así con la lectura y la escritura que precisan de una instrucción sistemática y prolongada. Cuando hablamos, las palabras fluyen gracias a representaciones *inconscientes.* Es un mecanismo automático; sin embargo en la lectura y la escritura sí se debe ser *consciente* de los signos que representan los sonidos de las palabras.

El sistema de escritura alfabética facilita mucho esta labor, es fantásticamente sencillo, casi siempre, aunque hay excepciones, una letra representa un sonido. Pero en la escritura hay un mayor nivel de dificultad: «ciencia», «ziencia», «zienzia» son palabras que podemos leer y comprender aunque ortográficamente sólo es correcta la primera. Y esto pasa porque cuando escribimos lo hacemos con unos signos arbitrarios que deben utilizarse de forma también arbitraria de acuerdo a unas normas convencionales obligatorias.

Aprender a hablar, aprender a escuchar, a expresar nuestros pensamientos, son habilidades lingüísticas. También lo son la lectura y la escritura. Pero la lectura y la escritura son las habilidades lingüísticas más difíciles y complejas, la adquisición de las cuales implica dos tareas fundamentales: una de nivel inferior, la **descodificación,** y otra de nivel superior, la **comprensión.**

- *La descodificación* es la capacidad para identificar un determinado signo gráfico por un nombre y un sonido. Es decir, reconocer las letras y traducirlas a los sonidos que representan. Estos procesos son particularmente importantes en las primeras etapas del aprendizaje de la lectura y deben ser automatizados. Un déficit en este nivel básico impide o compromete seriamente el desarrollo de los procesos superiores.

- **La comprensión** lectora es la capacidad de dar sentido y contenido a los mensajes escritos. La comprensión depende de los procesos superiores de la lectura, pero no puede desarrollarse si, previamente, no se alcanza a descifrar el texto.

A pesar de esta complejidad, para la mayoría de personas, leer y escribir se convierte en una acción automática con poco o ningún esfuerzo consciente. Los alumnos que no pueden llegar a esta automatización leen más **lentamente** y precisan de un esfuerzo **consciente**.

3. ¿Cómo aprendemos a leer?

No podemos comprender los problemas que presentan algunos niños y niñas, si no sabemos cómo funciona el aprendizaje cuando funciona bien. El aprendizaje de la lectura se realiza siguiendo algunas etapas que implican distintas destrezas de identificación de las palabras escritas.

- **La etapa logográfica**, en la que los niños aprenden a reconocer las palabras escritas por su forma gráfica de forma similar a como son reconocidos los dibujos. Les permite, por ejemplo, identificar una marca comercial (Coca-Cola, McDonald's, etc.). De la misma forma, los niños pueden aprender a reconocer su nombre escrito y algunas palabras muy familiares. Sin embargo, la adquisición de la lectura propiamente dicha, se inicia en la etapa alfabética.

- **La etapa alfabética** es mucho más compleja. Los pequeños alumnos deben hacer el aprendizaje de la correspondencia entre fonema y grafema, es decir, entre los sonidos y las letras. Es cuando comprenden el código alfabético y desarrollan la conciencia fonológica. Además, aprende a tener en cuenta el orden en el que aparecen los sonidos. Dos palabras pueden tener los mismos fonemas y los mismos grafemas, aunque en distinto orden en cuyo caso serán palabras distintas: /sol/, /los/. Maravilloso descubrimiento que desencadena el entusiasmo en los aprendices de lectores. Pero no en todos. Para algunos alumnos resulta una etapa difícil, se originan en ella los problemas fundamentales del aprendizaje de la lectura para los niños y niñas disléxicos.

- **La etapa ortográfica.** Pero para ser un buen lector no es suficiente el aprendizaje de las reglas de conversión de las letras a sonidos. Los lectores hábiles se caracterizan por reconocer directamente un buen número de palabras. Al leer repetidamente una palabra se genera un archivo en la memoria donde se almacena su forma ortográfica y su significado. En este maravilloso almacén ortográfico se guarda la palabra /hacer/ y el lector no reconoce como correcta la palabra /acer/.

Así pues la lectura se convierte en un proceso automático, se incrementa la velocidad lectora y, evidentemente, la comprensión. Las habilidades ortográficas suelen desarrollarse alrededor de los 7 años y siguen progresando hasta aproximadamente los 12 años. En los niños disléxicos, las dificultades de decodificación son un obstáculo para acceder a la etapa ortográfica, por ello la automatización en el reconocimiento de las palabras se produce de una forma muy inestable.

4. Ya podemos leer

Las personas adultas, generalmente, olvidan cuanto esfuerzo hicieron de niños para aprender a leer y a escribir. El modelo llamado de doble ruta, explica las estrategias necesarias para llegar a ser un lector competente.

- La *ruta indirecta*, se basa en la descodificación grafema-fonema, letra a letra, sonido a sonido. Este proceso nos permite leer cualquier tipo de palabra sea o no conocida, aunque sea de forma lenta y fragmentada. Si en un texto encontramos la palabra «**quelonios**» y no somos expertos en reptiles difícilmente podremos identificarla. Deberemos analizarla fonema a fonema, para poder pronunciarla.

- La *ruta directa* permite identificar las palabras conocidas como un todo. Son aquellas palabras que forman parte del vocabulario y que se pueden reconocer de forma rápida y eficaz, es el proceso que permite leer sin esfuerzo. Esta ruta se consolida cuando los alumnos alcanzan un buen desarrollo en la adquisición de la etapa ortográfica.

El aprendizaje y automatización de estos dos procesos son imprescindibles para el desarrollo de una lectura fluida y comprensiva. Aunque ambas rutas son parcialmente independientes, se complementan. En cualquiera caso, ambas

La dislexia

vías no son excluyentes, las dos son necesarias y coexisten en una lectura eficaz.

5. Un trastorno familiar

El desarrollo del ser humano no depende en exclusiva del potencial genético, son igualmente determinantes los estímulos que recibimos de la familia y los factores culturales de la sociedad en la que crecemos. A todas las influencias que recibimos las llamamos factores ambientales. Todo ello, nuestro patrimonio genético, el desarrollo cognitivo y la manera que tenemos de relacionarnos con nuestro entorno, van a orientar nuestra manera de ser, como sujetos únicos, con nuestras virtudes y nuestros defectos, con nuestras habilidades y torpezas.

Los *factores genéticos* de la dislexia, al igual que otras afecciones clínicas como la hipertensión o la depresión, son todavía muy difíciles de estudiar. Sin embargo, hay suficientes evidencias de que las personas disléxicas muestran la «predisposición» para desarrollar esta dificultad independientemente del entorno en el que viven. Esta puede ser la clave del carácter universal de este trastorno que aparece con independencia del nivel social, cultural, económico o lingüístico de la persona que lo padece.

Quizás la mayor evidencia en el componente genético de la dislexia la proporcionan los estudios que se han realizado en hermanos gemelos; puesto que se observa una mayor coincidencia de dislexia en monocigóticos (genéticamente idénticos) que en dicigóticos (comparten el 50% de sus genes). Estos estudios permiten separar los factores ambientales de los genéticos, puesto que los gemelos comparten el mismo entorno; por tanto, si se observan diferencias entre monocigotos y dicigotos, éstas sólo pueden ser explicadas por la influencia de los genes.

6. Un trastorno neurológico

Nuestro cerebro es la máquina gracias a la cual lo aprendemos todo, desde abrir una nuez a caminar por nuestra ciudad sin perdernos y, evidentemente, a leer y a escribir. Es nuestra caja de herramientas, y en ella tenemos delicados instrumentos que nos sirven para aprender. La tecnología actual permite a los científicos estudiar cómo funcionan estas herramientas y cómo las utilizamos. Dice la profesora Uta Frith que durante la actividad de la lectura las personas disléxicas presentan menor activación en los principales componentes neurológicos responsables del procesamiento de la lectura y la escritura. El mayor consenso se ha alcanzado en el convencimiento de que estas deficiencias se concretan en un déficit fonológico del procesamiento del lenguaje.

Es evidente que las consecuencias de las alteraciones genéticas y neurológicas de la dislexia, son difíciles de revertir, pero no es menos cierto que numerosos estudios demuestran que intervenciones bien diseñadas y ejecutadas en un tiempo oportuno pueden mejorar notablemente el pronóstico. Así lo acreditan muchas personas capaces de compensar y seguir con éxito su formación a pesar de ser disléxicas. Estas personas tienen siempre una característica común: en algún momento empezaron a creer que ellos sí «podían» y, generalmente, esta convicción llegó de la mano de alguien, padres, maestro o compañero, que creyó en él o ella y le ayudó a desarrollar la tenacidad necesaria para conseguir sus objetivos.

La dislexia

7. Es un trastorno frecuente

La dislexia es el más prevalente de los Trastornos Específicos del Aprendizaje. Afecta al 80% de los alumnos que presentan dificultades escolares. Las valoraciones más aceptadas y razonables establecen un 3% o 4% de dislexia severa y hasta un 10% para casos leves.

Un criterio ampliamente difundido es la mayor incidencia de la dislexia en el sexo masculino. Sin embargo, la Dra. Sally E. Shaywitz valoró la prevalencia de la dislexia en un mismo grupo de niños, de acuerdo con el criterio del maestro, por una parte y, a través de tests normativos, por otra. El resultado fue que la escuela detectaba cuatro veces más a los niños que a las niñas disléxicas, contrariamente a los resultados obtenidos en las exploraciones estandarizadas que no mostraban diferencias significativas entre niños y niñas. Es muy probable que los resultados en las escuelas reflejen más las características conductuales, que en los niños tienen una mayor exteriorización y son más proclives a conductas disruptivas.

Cómo hacer el diagnóstico

Los límites entre ser o no ser disléxico son muy difusos. El carácter dimensional de los trastornos específicos del desarrollo es comparable a otros trastornos biológicos, por ejemplo la hipertensión. En ambos casos la expresión de la alteración sigue una distribución continua entre la población.

Esta falta de definición en los límites ha propiciado la elaboración de unos criterios para conseguir mayor consenso en la diagnosis de los trastornos. El DSM-IV-TR, denomina a la dislexia trastorno de la lectura. El trastorno de la expresión escrita lo incluye, bajo la denominación de disgrafia, como una categoría a parte. Las tablas 4.1 y 4.2 muestran los criterios.

A. El nivel de lectura, medido individualmente por tests estandarizados de capacidad lectora o comprensión, está sustancialmente por debajo de lo esperado con relación a la edad cronológica, a la inteligencia medida y a la educación apropiada para la edad.

B. El problema del criterio A interfiere significativamente con el rendimiento académico o las actividades diarias que requieran habilidades lectoras.

C. Si existe un déficit sensorial, las dificultades para la lectura son superiores a las que habitualmente van asociadas con dicho déficit.

Tabla 4.1. *Trastorno de la lectura. DSM-IV-TR.*

A. Las habilidades para escribir, evaluadas mediante pruebas normalizadas administradas individualmente (o evaluaciones funcionales de las habilidades para escribir), se sitúan sustancialmente por debajo de las esperadas dados la edad cronológica del sujeto, su coeficiente de inteligencia evaluada y la escolaridad propia de su edad.

B. El trastorno del Criterio A interfiere significativamente el rendimiento académico o las actividades de la vida cotidiana que requieren la realización de textos escritos (por ejemplo, escribir frases gramaticalmente correctas y párrafos organizados).

C. Si hay un déficit sensorial, las dificultades en la capacidad para escribir exceden de las asociadas habitualmente a él.

Tabla 4.2. *Trastorno de la expresión escrita. DSM-IV-TR.*

La dislexia

Los criterios que se establecen en este y otros manuales, como el CIE-10, se basan muy especialmente en la presencia de:

- **Discrepancia** significativa entre el rendimiento académico en la lectura y la escritura, y la capacidad establecida con pruebas de inteligencia. Es cierto que en muchos casos encontramos niños que muestran muy buenas habilidades en algún aspecto pero existe un hecho práctico que nos debe alertar sobre este criterio.

  El fracaso de un alumno en todas las asignaturas puede sugerir a los docentes, que este alumno no es suficientemente inteligente y, por tanto, no es disléxico. Este razonamiento no contempla la incidencia que las dificultades en lenguaje pueden tener en el rendimiento de todas las áreas curriculares. Por otra parte el fracaso cotidiano puede convencer al alumno de que él no puede alcanzar los objetivos escolares. Por tanto, la presencia o no de discrepancia en el rendimiento de las distintas asignaturas no ha de ser un criterio para determinar el diagnóstico de un trastorno específico de aprendizaje.

- Este razonamiento implica también una perversión de otro criterio diagnóstico: la **especificidad** de los trastornos de aprendizaje. El docente puede pensar que siendo la dislexia un trastorno específico no será disléxico aquel alumno que fracase en la totalidad de sus aprendizajes. El carácter específico de la dislexia puede estar enmascarado por la presencia comórbida de otros trastornos y por los efectos adversos del fracaso reiterado.

- Sin embargo, el DSM-IV-TR sí matiza el criterio de **exclusión** al recoger la posibilidad de que ante la presencia de un déficit sensorial, el rendimiento en las pruebas diagnósticas debe referirse a la expectativa que tenemos en función de dicho déficit. Actualmente la coexistencia de diversos trastornos es aceptada incluso en los casos de niños en el límite de los test de inteligencia.

Los criterios de diagnóstico de los manuales estadísticos como el DSM-IV-TR o el CIE-10 recogen los criterios más difundidos y son útiles para conseguir un punto de partida universalmente aceptado. Pero en la realidad cotidiana necesitamos definiciones más concreta, y menos restrictivas, tal y como nos propone la definición del Comité de Dislexia del Consejo de Salud de los Países Bajos: «La dislexia está presente cuando la automatización de la identificación de palabras (lectura) y/o la escritura de palabras no se desarrolla o se desarrolla de forma muy incompleta o con gran dificultad.»

El diagnóstico tiene como objetivo identificar, describir y cuantificar los déficits y las alteraciones que derivan del trastorno. Debe ser un medio para definir la intervención y las adecuaciones o modificaciones necesarias para el progreso escolar del niño o la niña. Para este objetivo debemos establecer unos principios básicos:

- Debe ser precoz e incluir objetivos preventivos.

- Debe ser individual y personalizado.

- Además de un estudio puntual, el diagnóstico debe entenderse como un proceso de evaluación sistemática del alumno.

- Debe contemplar la comorbilidad con otros trastornos, especialmente con el trastorno de déficit de atención/hiperactividad y los trastornos del lenguaje.

El diagnóstico de dislexia debe hacerse basándonos en:

- **La biografía del niño**: La información debe incluir, su historia clínica y evolutiva, además de la historia médica y académica. De igual manera debemos conocer los antecedentes familiares.

- **La exploración de las funciones lingüísticas**: Análisis de las distintas áreas de organización del lenguaje, habla y comunicación mediante pruebas estandarizadas descritas en el capítulo anterior.

- **El rendimiento cognitivo global del niño**: La suma de todos los procesos cognitivos, la atención, la memoria, retener y almacenar lo que aprendemos y, finalmente, poder procesar y utilizar esta información almacenada, se definen como «inteligencia» y, para medirla, se han elaborado instrumentos apropiados. De todos los test de inteligencia disponibles el más utilizado en los niños con trastornos de aprendizaje es la Escala de inteligencia de Wechsler para niños (WISC-IV).

- **Rendimiento en las competencias de lectura y escritura a través de pruebas estandarizadas**: El criterio fundamental en el diagnóstico de la dislexia nos lo dará el análisis de su rendimiento en la lectura y la escritura, la evaluación lo más exhaustiva posible a través de varias tareas de la fluidez, es decir, de la velocidad y precisión lectora y la exactitud y corrección en la escritura. Las pruebas estandarizadas más utilizadas son Test de Análisis de Lectura y Escritura TALE/TALEC y la Batería de evaluación de procesos lectores de los niños de Educación Primaria PROLEC-R/ PROLEC-SE.

Tratamiento

Los niños disléxicos aprenden siguiendo las mismas etapas que los normolectores. Por tanto, para diseñar el tratamiento debemos saber en qué situación se encuentra el desarrollo de las habilidades decodificadoras, así como todas aquellas capacidades que permiten la reflexión y a la comprensión del lenguaje.

Las características para el diseño de un tratamiento son:

1. El tratamiento se basa en las necesidades de los alumnos. *Es individual.*

2. Utilizará todas las vías posibles de acceso al aprendizaje. *Es multisensorial.*

3. Utiliza la correspondencia letra/sonido en la que están basadas las lenguas alfabéticas. *Es un sistema alfabético/fonológico.*

4. Las palabras pueden ser divididas en sonidos y en sus símbolos ortográficos para la escritura. *Es un proceso sintético/analítico.*

La dislexia

5. Se consigue la plena capacidad de leer y escribir con la comprensión y la fluencia del lenguaje. *Es la metacognición del lenguaje.*

6. Está organizado y presentado en orden lógico y adecuado a nuestro lenguaje. *Es sistemático.*

7. El alumno debe avanzar ordenadamente, desde lo más sencillo a lo más complejo. *El aprendizaje es secuencial.*

8. Cada paso se basa en aquello ya aprendido. *El proceso es acumulativo.*

9. El alumno debe comprender aquello que aprende. *Es un procesamiento cognitivo.*

10. El propósito de la lectura y la escritura es comprender el pensamiento de otra persona y que otros comprendan nuestro pensamiento. *Es comunicación.*

11. La confianza en uno mismo permite superar tensiones y mejorar el rendimiento. *Precisamos de un buen estado emocional.*

Las dificultades en el aprendizaje de la lectura y la escritura son cambiantes en el tiempo y no presentan las mismas características a lo largo de toda la escolaridad. **La escuela** debe hacer un gran esfuerzo en la detección e inclusión de los alumnos que presentan dificultades de aprendizaje. Las evaluaciones con pruebas estandarizadas permiten detectar aquellos alumnos que se desvían de la media de su grupo de iguales, y el seguimiento exhaustivo de estos alumnos permitiría analizar las causas de su fracaso. Para este fin son útiles las «Pruebas psicopedagógicas de aprendizajes instrumentales» del Profesor Ramon Canals y sus colaboradores. Son pruebas de cribado que pueden pasarse colectivamente desde segundo curso de primaria al cuarto curso de la E.S.O.

El niño y la niña disléxicos tienen derecho a aprender, y para ello, deben disponer en la escuela de las adecuaciones instrumentales que les permitan adquirir los conocimientos curriculares: ubicación dentro del aula, control conjunto de la agenda, adecuar la cantidad de trabajo escolar y exámenes al tiempo que necesita para realizarlos, permitir el uso de las tecnologías que puedan facilitar su trabajo, primar la calidad por encima de la cantidad, adecuar las evaluaciones a sus características con exámenes orales si tienen facilidad expresiva o mixtos –oral/escrito-si también tienen dificultades orales, y adecuar la valoración de las dificultades gráficas y ortográficas.

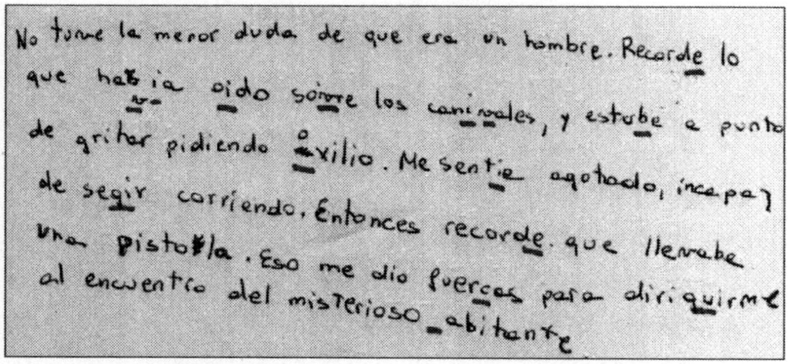
No tuve la menor duda de que era un hombre. Recorde lo
que habia oido sobre los canivales, y estube a punto
de gritar pidiendo axilio. Me sentie agotado, incapaz
de segir corriendo. Entonces recorde que llevaba
una pistola. Eso me dio fuercas para diriquirme
al encuentro del misterioso abitante

Figura 4.1. *Alba tiene 11 años cursa 5º curso de primaria. Dictado: La tensión del dictado altera la grafía. Observamos dificultades en ortografía natural y arbitraria.*

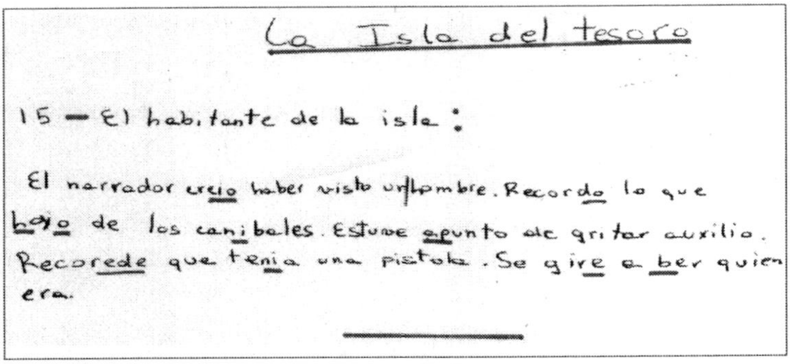
La Isla del tesoro

15 — El habitante de la isla:

El narrador creio haber visto unhombre. Recordo lo que bajo de los canibales. Estuve apunto de gritar auxilio. Recorede que tenia una pistola. Se gire a ber quien era.

Figura 4.2. *Texto libre: Observamos dificultades en ortografía. Incoherencia en la expresión y concordancia.*

Recomendaciones prácticas

Intervención precoz: Los alumnos disléxicos deberían ser diagnosticados antes de fracasar en la lectura y la escritura. La detección precoz de la dislexia tiene beneficios evidentes en el desarrollo de los niños, tanto en su personalidad como en la reeducación del trastorno.

Enseñanza intensiva: Para evitar el retraso en la lectura, los niños disléxicos deberían recibir en la escuela, una enseñanza especializada, desde los primeros años de su escolarización.

Enseñanza adecuada: La formación e información de los maestros y maestras, o de los especialistas, su conocimiento, comprensión y experiencia se hace imprescindible para una buena integración escolar de los alumnos disléxicos.

Tiempo suficiente: Cuando un alumno consigue alcanzar una lectura eficaz, pero no alcanza la fluencia necesaria debemos proseguir con el tratamiento especializado. Uno de los errores más comunes en la enseñanza de la lectura en los niños disléxicos es retirar prematuramente el apoyo especializado.

El niño es «importante» por ser nuestro hijo o nuestro alumno, más allá de su éxito escolar. Una sonrisa, un abrazo, una felicitación, pueden hacer que un día sea interesante; contrariamente, un gesto de desaprobación o un enfado puede conseguir que su jornada sea un desastre. Un día tras otro de desaprobación puede destruir la imagen que un niño tiene de sí mismo.

Puntos clave:
- Tener en cuenta que el problema no surge de una falta de motivación.
- Mostrar interés por el niño. Ellos sienten inseguridad y necesitan la atención del maestro. Darle a entender que se comprende su problema y que en la escuela se le va a respetar.
- La escuela no se puede convertir en un entorno hostil. Debe ser un entorno gratificante al esfuerzo.
- Ofrecerle material de lectura atractivo y adecuado a su nivel lector. Es mejor leer poco y a gusto, que mucho y a la fuerza.
- Tener en cuenta que se cansa más que sus compañeros. Por lo tanto, deberá adecuarse

La dislexia

la cantidad de trabajo y asegurar su comprensión. Debemos evitar la presión excesiva proporcionándoles el tiempo que necesiten.

- Es fundamental potenciar su autoestima. Para ello se deben dar oportunidades de participar en clase, y no obligarle a leer en voz alta si no se siente preparado.
- Evitar correcciones constantes, tanto en lectura como en escritura. La corrección no debe ser un ejercicio para ver qué hacen mal los alumnos, si no para saber qué es lo que pueden hacer bien y qué debemos mejorar. En la ortografía no debemos penalizar por cantidad de faltas, debemos marcar objetivos que estén al alcance del alumno.
- La fatiga y el desánimo pueden propiciar las actitudes disruptivas y la distracción en el aula. La comprensión, el respeto y el apoyo son los mejores métodos pedagógicos, acompañados, siempre, de la disciplina apropiada.
- Los padres no son maestros, pero hay actividades útiles en el entorno familiar: ciertos juegos mejoran la habilidad fonológica. Algunos ejemplos son: «veo-veo», ¿una palabra que empieza y termina por?, juego del «colgado» y «sopa de letras» o cualquiera de este estilo. Jugar y hablar con nuestros hijos siempre son actividades muy recomendables.

Bibliografía recomendada

CANALS, R.: Proves psicopedagògiques d'aprenentatges Instrumentals. Ona, Barcelona 1994.

DEFIOR CITOLER, S.: Las dificultades de aprendizaje: un enfoque cognitivo. Aljibe, 2ª edición, 2000.

HUERTA, H. y MATAMALA, A.: Tratamiento y prevención de las dificultades lectoras. Aprendizaje Visor, 1995.

MIRANDA, A.: Evaluación e intervención psicoeducativa en dificultades de Aprendizaje. Pirámide, 2003.

MORAIS, J.: El arte de leer. Visor, 1998.

WOLF, M.: Cómo aprendemos a leer. Historia y ciencia del cerebro y la lectura. Ediciones B, 2008.

La dislexia

5. La discalculia
Eugenia Rigau Ratera

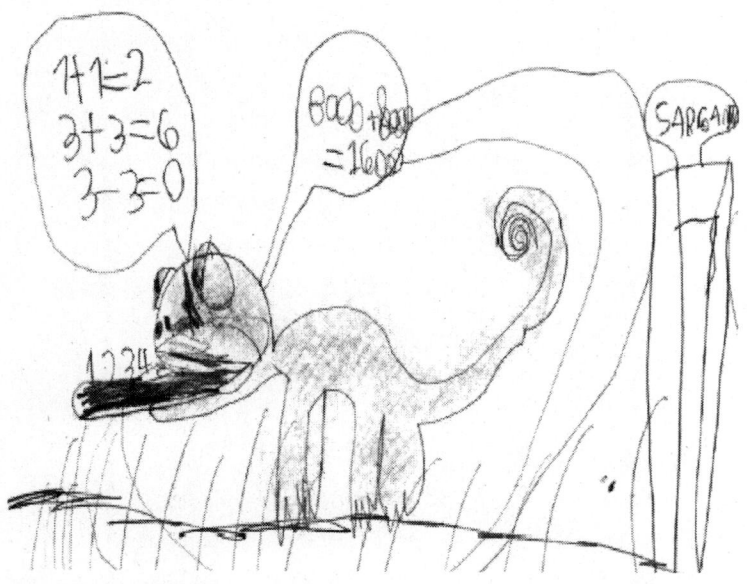

Toda ciencia requiere matemáticas. El conocimiento de las matemáticas es poco menos que innato. Es la más fácil de las ciencias, respecto a esta cuestión. Un hecho que es obvio, es que ningún cerebro las deja de lado; hasta el hombre de la calle y la gente que es absolutamente palurda sabe contar y calcular.

Roger Bacon (1214–1294)

Oscar, es un muchacho alegre, listo y simpático. Tiene 14 años. Es buen estudiante y aficionado a la lectura. Le gusta el deporte en general, sobretodo el tenis. Ha ganado alguna copa en torneos locales. Pero, para Oscar, es un galimatías el sistema de puntuación del tenis: puntos, juegos, sets, tie-break. En más de una ocasión ha perdido un partido, por confundirse en la puntuación. Menos mal que su mamá siempre le recuerda las bolas que le faltan para ganar. Parece mentira que, siendo tan listo, se equivoque en cosas tan simples. Ya no digamos cuando tiene que acudir a una cita a determinada hora. No se le puede decir, dentro de 20 minutos te espero. Oscar se hace un lio para descifrar que pasados 20 minutos de las 5 y media, son las 6 menos 10. No se le puede mandar a comprar, pues nunca sabe el cambio que le han de devolver. Ciertamente se siente mal cuando alguien, estupefacto, observa un chico tan mayor como él contando, medio a escondidas, con los dedos para realizar los cálculos más simples. Esta dificultad con los números le causa muchos problemas; en el colegio, donde es un desastre en matemáticas, y en la vida real, donde parece mentira que sea tan listo para unas cosas, y tan tonto para otras.

¿Qué es la discalculia?

La discalculia o trastorno en la adquisición de las habilidades matemáticas es un problema de aprendizaje que ha merecido poca atención, sobre todo si se compara con la dislexia. Discalculia significa alteración de la capacidad para el cálculo. Este término hace referencia a una amplia gama de dificultades para el procesamiento numérico. El diagnóstico se realiza cuando existen dificultades significativas en el desarrollo de las habilidades matemáticas, tanto en el procesamiento numérico como en el cálculo.

Se estima que alrededor del 1% de niños en edad escolar muestran trastorno del cálculo. Se da en la misma proporción entre niños y niñas. Aunque se desconocen los genes implicados, se sabe que existe una clara predisposición genética.

Concepto

La capacidad para manejar en la vida cotidiana el significado numérico es decisiva para la adaptación al medio. El sentido numérico es una adquisición presente en el reino animal, millones de años antes de la aparición del *homo sapiens*. Los estudios sobre la conducta animal han mostrado cómo diversas especies, simios, delfines, pájaros, roedores, felinos y muchos más, poseen un sentido numérico elemental similar al que posee un niño en sus primeras edades. Veamos cómo se comporta una leona que deambula plácidamente en la sabana africana junto a su manada. Una noche, la leona, tras haberse separado del grupo oye un rugido no demasiado lejano. ¿Qué hace, ahuyenta al intruso, o se da media vuelta para evitarlo? Se decide por la segunda opción, de otro modo podría verse envuelta en una indecisa lucha uno a uno. En otra ocasión, está junto a la manada al completo, ella y sus cuatro hermanos. A lo lejos, se escuchan en la oscuridad los rugidos de tres leones. En caso de lucha, serían cinco contra tres. Sin dudarlo, con paso firme, el grupo se dirige al encuentro de los inoportunos visitantes. Esta situación, ha sido simulada, en la sabana del Serengueti, mediante la emisión de grabaciones de rugidos, con el fin de observar el comportamiento de los leones en situaciones de este tipo; donde deben tomar conciencia de la cantidad de posibles visitantes y discriminar entre un número mayor o menor. La adaptación de la conducta a esta percepción es, sin duda, decisiva para la conservación de la especie. Por tanto, el sentido numérico es una cualidad ancestral, mucho más básica que el lenguaje, y no digamos que la lectura que es un invento reciente.

Síntomas y características cognitivas

Algunas personas, a pesar de ser inteligentes, son negadas para los números. Operaciones tan simples como calcular el cambio a devolver después de haber pagado con 20 euros una compra de 13 euros, se convierte en un atolladero. Constantemente precisan de los dedos para ir contando. El problema es cuando el número de dedos es insuficiente. La dificultad para hacer estimaciones de distancias, de tamaños, de intervalos de tiempo se convierten en un agobio que surge en cualquier momento.

Veamos qué le podría ocurrir a una persona discalcúlica en la siguiente situación. Carlos, un agudo dibujante de comics de un periódico de primera línea, ha invitado a sus compañeros de trabajo a su casa para ver en la televisión la final de la «champions». Se deben encargar unas pizzas y unas bebidas. Poco se imaginaba Carlos el lio en que se había metido. ¿Cuántas pizzas gigantes se necesitarán para 8 personas?, ¿cuántas cervezas y coca-colas se pueden beber durante el partido?, ¿cuánto dinero debe tener preparado para pagar al repartidor de pizzas?, ¿a qué hora han de traerlas, para que esté todo a punto antes de que comience el partido?

Estas personas son una nulidad con los números, un desastre para las matemáticas, y ello a pesar de ser tan inteligentes como cualquier otro. En cierto modo, es un problema similar a la dislexia, pero aplicado a los números. Sin embargo, es mucho menos conocido.

El niño con discalculia tiene fuertes dificultades para la representación mental del concepto de cantidad. A esta habilidad la denomina sentido numérico o numeralidad.

Los procesos básicos de la numeralidad son el concepto de número y el de enumeración (tabla 5.1). Los procesos que sustentan la numeralidad son innatos y, además, dicho proceso es independiente de otras funciones cognitivas (lenguaje, memoria, habilidad visuoespacial, etc.).

Procesos básicos	Principios lógicos	
Concepto de número	Cardinalidad	Un conjunto de elementos es igual en cantidad a otro conjunto con el mismo número de elementos.
	Ordinalidad	Los números están en una escala de magnitud: 2<3 y 2>1
	Inferencia transitiva	Consecuencia de la ordinalidad. Es decir, si 2>1 y 3>2, se puede concluir que 3>1
Enumeración	Correspondencia uno a uno	En un conjunto cada elemento se debe contar únicamente una vez.
	Orden estable	La secuencia del conteo siempre se realiza siguiendo el mismo orden.

Tabla 5.1. *Principios lógicos de los procesos básicos que sustentan la numeralidad.*

La discalculia

Las consecuencias de la falta de habilidad en el sentido numérico son:

- Escasa habilidad para contar comprensivamente.

- Dificultad en las operaciones básicas (adición, sustracción, multiplicación y división).

- Dificultad para el cálculo mental.

- Necesidad de usar los dedos para contar.

- Dificultad en la adquisición de automatismos para contar.

- Dificultad para estimar cálculos aproximados.

- Dificultad con las secuencias (se pierden al contar, al aprender las tablas de multiplicar).

- Lentitud en la realización de tareas matemáticas. Necesitan más tiempo y esfuerzo para hacer los deberes de matemáticas y con resultados no muy positivos.

En el aprendizaje de las matemáticas están implicados los siguientes aspectos:

- Lingüísticos. Conocer y nombrar los términos, operaciones y conceptos matemáticos. Descodificar problemas escritos.

- Preceptuales. Reconocer o leer símbolos numéricos o signos aritméticos y formar agrupaciones de objetos.

- Atencionales. Copiar números o figuras correctamente, acordarse de «llevar», fijarse en los signos operacionales.

- Matemáticos. Seguir secuencias de pasos matemáticos, contar, recordar las tablas de multiplicar.

En el primer aspecto, lingüístico, están desfavorecidas las personas que padecen trastorno específico del lenguaje o dislexia. Muchos niños disléxicos, lamentan sus dificultades para resolver problemas, porque no entienden el enunciado. Pero cuando alguien se los sintetiza, usando un lenguaje claro y sencillo, están salvados. Esto no es discalculia, aunque el rendimiento en algunos aspectos de las matemáticas sea realmente pobre.

Un problema perceptual puede expresarse, entre otros muchos aspectos, en el reconocimiento visuoperceptivo de la forma de los números, de las alineaciones de las operaciones aritméticas, de la identificación de los signos aritméticos. Esta dificultad pueden tenerla los niños con trastorno del aprendizaje no verbal o con el trastorno del desarrollo de la coordinación, pero esto tampoco es discalculia.

Las personas con TDAH, tienen una memoria operativa bastante pobre. Puesto que la mayor parte de razonamientos matemáticos, implica mantener en el pensamiento consciente un cierto número de datos de modo simultáneo, también, en este caso, no es raro que exista un fracaso en el aprendizaje y uso de las matemáticas. Una vez más, se debe afirmar que la discalculia es algo distinto.

Las matemáticas también requieren la adquisición de conocimientos y procedimientos, que se deben utilizar de modo ágil y automático. Por ejemplo: aplicar fórmulas, mecánica de las operaciones matemáticas, razonamiento deductivo, etc. Esto tampoco es discalculia.

Esto no significa que los citados procesos no contribuyen de modo importante en cualquier función relacionada con

La discalculia

las matemáticas, y por tanto pueden tener una implicación secundaria, como factor agravante, en la discalculia.

El sentido numérico o numeralidad, tal como se ha indicado, es innato, no sólo en el ser humano, sino también en otras especies animales. Es una capacidad que facilita la adaptación al entorno. Al igual que sucede con los colores, las personas al nacer están dotadas de circuitos cerebrales especializados en la identificación de números pequeños. Estos permiten comprender las cantidades y sus relaciones. Son el asiento para el desarrollo de las capacidades matemáticas más complejas. El desarrollo del sentido numérico pasa por diferentes estadios:

- Desarrollo del sentido numérico (sistema central de magnitud): Es una habilidad innata que consiste en diferenciar entre uno y tres elementos.

  ☺ ☺ ☺   ☺

- Desarrollo del sistema numérico verbal: Habilidad de asociar una cantidad a una palabra concreta.

  ☺ ☺ = dos

- Desarrollo del sistema numérico arábigo: Habilidad de asociar cantidades a un número concreto.

  ☺ ☺ = 2

- Desarrollo de una línea numérica mental: Habilidad de representar secuencialmente una línea numérica imaginaria, lo cual facilita el cálculo aproximado.

  1, 2, 3, 4   10, 11, 12   13, 14, 15   100, 101   1000

Uno de los primeros síntomas del niño con discalculia es la dificultad para entender la correspondencia entre el dígito y la cantidad y/o entre lo concreto (cantidad) y lo abstracto (símbolo).

El lóbulo parietal ha sido definido como el cerebro matemático. Esto no implica que sea la única región vinculada al procesamiento numérico. Diversos estudios implican diferentes circuitos cerebrales específicos para el procesamiento numérico. El reconocimiento de cifras (6) y palabras escritas (seis) se ubica en el córtex occipitotemporal inferior. El córtex parietal inferior se activa en tareas donde se reconoce el sentido cuantitativo a los números. Una parte del lóbulo frontal (circonvolución angular), lleva a cabo el «procesamiento aritmético» (figuras 5.1 y 5.2).

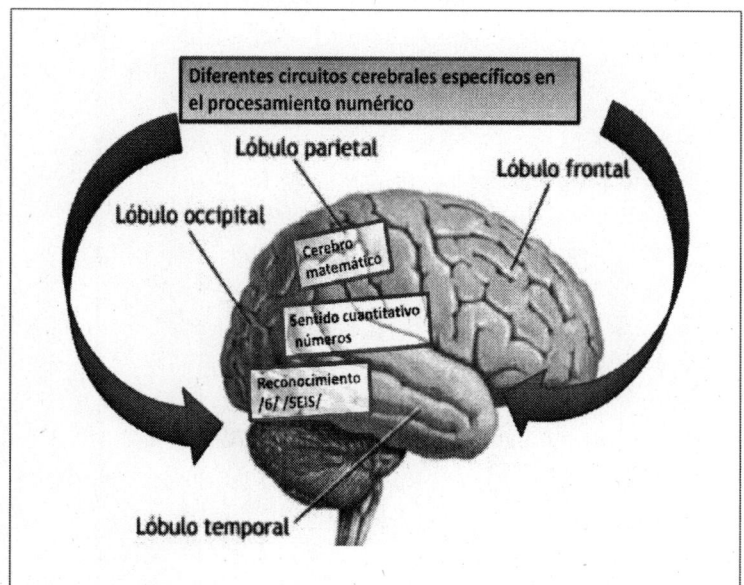

Figura 5.1. Áreas cerebrales y procesamiento numérico.

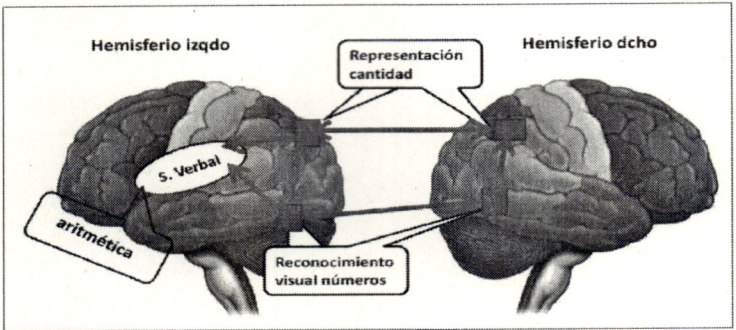

Figura 5.2. Circuitos implicados en el procesamiento numérico.

Cómo hacer el diagnóstico

En el DSM–IV-TR), el trastorno del cálculo o discalculia, se incluye dentro de los trastornos de aprendizaje junto a la dislexia. Los criterios diagnósticos se recogen en la tabla 5.2.

> A. Habilidad para las matemáticas, valorada por tests estandarizados, sustancialmente por debajo a la esperada por la edad cronológica, inteligencia y nivel educativo.
>
> B. La dificultad interfiere con el rendimiento académico o las actividades diarias que requieren el cálculo.
>
> C. Si hay un déficit sensorial, las dificultades para las matemáticas exceden de las que se derivarían de dicho déficit.

Tabla 5.2. *Criterios diagnósticos del DSM-IV-TR para el trastorno de las matemáticas.*

La falta de habilidad para el aprendizaje de las matemáticas, categorizada como trastorno según los criterios mencionados, podría inducir a un error de concepto. El concepto de matemáticas es muy amplio por lo que no se puede inferir que, bajo la dificultad de dicho aprendizaje subyace una dificultad cognitiva específica. No intervienen las mismas habilidades en la resolución de problemas, en el cálculo mental básico, en el aprendizaje de las fórmulas matemáticas, o en la resolución de operaciones matemáticas sobre el papel. Por tanto, el concepto de discalculia, tal como está formulado en el DSM, resulta confuso. Problemas muy diversos, vinculados a mecanismos cognitivos básicos igualmente diversos, se expresan en dificultades para el aprendizaje, global o segmentario de las matemáticas. El cálculo requiere el uso de diferentes habilidades cognitivas: lenguaje, memoria y habilidades visuoespaciales y visuoperceptivas. También intervienen la atención y las funciones ejecutivas. Por lo tanto, no se debe llamar discalculia a cualquier dificultad en el aprendizaje matemático, puesto que puede ser simplemente un síntoma de otro trastorno. Cualquier niño con trastorno de déficit de atención/hiperactividad (TDAH), trastorno de espectro autista (TEA) o dislexia puede presentar dificultades en el aprendizaje matemático. Estos niños pueden cumplir los criterios mencionados en el DSM-IV-TR para el diagnóstico de discalculia pero las manifestaciones, en estos casos, pueden explicarse por el trastorno que presentan.

La sospecha surge a partir de la observación del trabajo escolar y de los resultados académicos en el área de matemáticas. La valoración psicométrica no debe limitarse a los aspectos matemáticos. Es importante conocer el perfil cognitivo para delimitar el estilo de aprendizaje y las diferentes funciones cognitivas que pueden inferir en el rendimiento de las matemáticas. La finalidad de la valoración diagnóstica es conocer en qué medida los problemas matemáticos están ligados a la dificultad en la numerosidad o son secundarios a otros déficits (capacidad intelectual inferior, dislexia, TDAH, etc.).

Las primeras señales de alerta son:

- Desarrollo normal en el lenguaje, la lectura y la escritura con dificultades para aprender a contar y resolver problemas.

- Buena memoria para palabras escritas, pero dificultad para leer números, o recordar secuencia numérica.

- Buen desarrollo de conceptos matemáticos generales pero fallan en los cálculos específicos.

- Problemas para ordenar conceptos cronológicamente o hacer estimaciones de tamaño o altura.

- Pobre capacidad para estimar costos, tiempo o distancias.

Existen pocas baterías de exploración de las habilidades numéricas basadas en modelos teóricos. La tabla 5.3 resume las distintas pruebas que se pueden utilizar para hacer el diagnóstico de discalculia.

Prueba	Descripción
TEDI-MATH (Test para el diagnóstico de las competencias básicas en matemáticas)	Parte de un modelo cognitivo. Evalúa las destrezas matemáticas.
Aritmética (WISC-IV)	Evalúa habilidad para utilizar conceptos numéricos abstractos y operaciones numéricas.
Discalculia Screener (nfer-Nelson). B. Butterworth	Instrumento computarizado en inglés, pero se puede usar en español. Evalúa las destrezas matemáticas.

Tabla 5.3. *Pruebas específicas para el diagnóstico de la discalculia.*

Tratamiento

La valoración neuropsicológica permite delimitar el problema y plantear un programa de intervención individualizado. Se debe partir del perfil cognitivo (puntos fuertes y débiles del niño). Los objetivos de la reeducación han de ser claros y cuantificables. El niño con discalculia necesita adquirir destreza en nociones básicas como:

- Construir una base sólida en cuanto al cálculo. Trabajar las dificultades para el significado de los números. Agrupar objetos según forma, color o tamaño.

- Aprender a contar, reconocer números y emparejar números con determinadas cantidades. Contar de forma precisa y flexible.

- Entender el uso de los múltiplos de 10.

- Comprender el valor de cada número en su forma escrita.

- Entender la composición/descomposición de números.

- Adquirir el sentido de la magnitud de cada número y su relación en un contexto determinado.

- Resolución de problemas matemáticos básicos.

Recomendaciones prácticas

1. Identificar y comprender las dificultades del niño.

2. Conocer las capacidades o estilo de aprendizaje individual.

3. Fortalecer el concepto numérico básico con ejercicios que ayuden a consolidar la línea numérica mental.

La discalculia

4. Uso de las relaciones cuantitativas: Enseñanza explicita e intensiva sobre el sentido numérico. Empezar con un nivel no verbal donde se enseñan los principios de cantidad, orden, tamaño, distancia y espacio trabajando con material concreto.

   – Usar múltiples recursos. Trabajar con materiales concretos (semillas, palillos, lápices, plastilina, etc.) y, posteriormente, trabajar con el cuaderno. El ábaco es un instrumento útil para aproximar los conceptos a algo concreto. Asentar los aprendizajes básicos antes de pasar al papel y el lápiz.

   – Aplicar actividades multisensoriales. Se disminuye el efecto de las dificultades para entender los procedimientos y las reglas del código verbal.

   – Hacer una transición lenta de lo concreto a lo abstracto.

5. Práctica en el uso del sistema numérico. Concepto, uso y sentido de los números. El orden posicional.

6. Experiencias concretas con números pequeños y grandes.

7. Fortalecer el conocimiento y la utilización de números. Una buena manera es a través de actividades lúdicas. En nuestro medio para el tratamiento de la discalculia se ha desarrollado un software llamado «la carrera de los números». *(The Number Race* http://www.unicog.org/main)

8. Período de tiempo más extenso en el aprendizaje de los conocimientos básicos. Necesitan invertir tiempo

extra en la memorización de hechos matemáticos. La repetición es muy importante. Para ayudar a la memorización es útil usar ritmo y música.

9. Habilidad para el cálculo. Las combinaciones numéricas básicas han de trabajarse hasta que se producen de forma automática. El objetivo es el dominio del cálculo para la resolución de problemas.

10. El conocimiento de fracciones y decimales son la base para la comprensión de las relaciones entre las partes y el todo.

11. Reafirmar constantemente los conceptos y procedimientos matemáticos ya aprendidos para facilitar la adquisición de nuevos aprendizajes.

12. Favorecer la ejecución y la verbalización simultáneamente.

13. Presentar el error como algo positivo. Si un niño se equivoca en algún cálculo, por ejemplo, no importa; se le incentiva para que lo vuelva a hacer nuevamente con nuestro apoyo.

14. Presentar problemas y actividades que tengan algún significado. Los ejercicios han de tener un atractivo interés para que el niño se predisponga al razonamiento, en primer término por agrado o curiosidad, y luego, proceder al razonamiento matemático.

15. Dar ejemplos prácticos e intentar relacionar los problemas con situaciones de la vida real.

La discalculia

16. Plantear situaciones-problema no estereotipados. Si les planteamos siempre el mismo modelo de problema, los niños se acostumbran al procedimiento de resolución. Si vamos cambiando tendrán que buscar y usar nuevas estrategias.

17. Usar la percepción visual. Con relación a los procesos de razonamiento que requieren la obtención de un pensamiento cuantitativo se basarán en la percepción visual, por bloques, tablas de clavijas, etc.

18. Hay que enseñarle al niño, además de la aritmética, el significado de los signos, la disposición de los números, la secuencia de pasos en el cálculo y la solución de problemas.

19. Enseñar a «visualizar» los problemas de matemáticas.

20. Proporcionar estrategias cognitivas que faciliten el cálculo mental y el razonamiento visual.

21. Plantear trabajos individualizados de apoyo a las dificultades específicas.

22. Adaptar los aprendizajes a las capacidades del alumno, sabiendo cuáles son los canales de recepción de la información básicos para éste.

23. Contemplar la posibilidad de una adaptación curricular o plan individualizado en el área de matemáticas.

24. Permitir el uso de calculadoras o de las tablas de multiplicar para las operaciones básicas. Esto permite alcanzar y fortalecer la resolución de problemas.

Puntos clave:

- Discalculia es el nombre que se da a la condición que afecta a la adquisición de las habilidades aritméticas. El núcleo de las dificultades es el sentido del número «numerosidad».

- No existe una prueba específica para hacer el diagnóstico. La evaluación neuropsicológica permite delimitar el problema y plantear un adecuado programa de reeducación.

- En la discalculia se observan dificultades relacionadas con pensamiento operatorio, clasificación, correspondencia, reversibilidad, ordenamiento, seriación e inclusión.

- La reeducación de la discalculia debe plantearse a partir de los resultados de la evaluación. El tratamiento es individual.

- El papel de la escuela, en la comprensión del problema y las adaptaciones curriculares, es fundamental. Son una pieza clave en el éxito académico del niño.

Bibliografía recomendada

BUTTERWORTH, B.: Dyscalculia Guidance Helping Pupils with Specific Learning Difficulties in Maths. nferNelson Publishing Company Limited. 2004.

BUTTERWORTH, B.: «Dyscalculia Screener» (test manual). London: nferNelson. 2003.

La discalculia

GRABULOSA, J.M.: www.discalculia.es/; www.ub.es/neuroscience/ DiscalculiaPWP.pdf.

KELLER, S.: «Dificultades en el aprendizaje de las matemáticas». Editorial Narcea S.A, 1991.

PÉREZ, N. y CAÑIZARES, D.: «Bases biológicas de la discalculia del desarrollo» Rev Cubana Genet Comunit 2008; 2: 14-19.

REBOLLO, M.A.: Rodríguez AL. «Dificultades en el aprendizaje de las matemáticas» Rev Neurol 2006; 42 (Supl 2): S135-S138.

SANS FITÓ, A.: ¿Por qué me cuesta tanto aprender? Edebé, 2008.

6. Trastorno del aprendizaje no verbal
Katy García Nonell

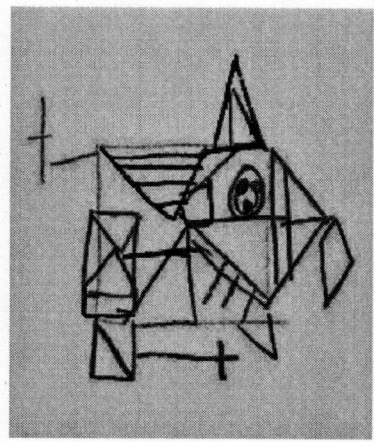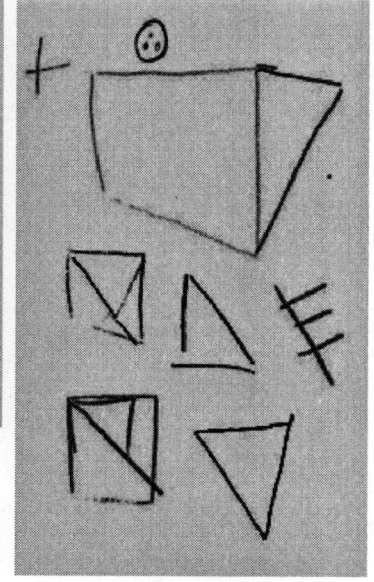

Las nubes. Las nubes son como montañas cautivadoras, colgadas en el cielo del atardecer.

Guillem, 10 años (autor del poema
y de la reproducción de la figura de REY)

Sandra a los 6 años y medio no conseguía reproducir correctamente los números a pesar de su esfuerzo. Ahora tiene 8 años y 10 meses y aunque hace mala letra no comete faltas de ortografía. Su nivel de lenguaje es normal, aunque en ocasiones, entiende los mensajes al pie de la letra. Es como si no consiguiera ir más allá del significado de las palabras. Ante la frase: *«no pongas la cartera en la cama, que está sucia»*, ella responde: *«¿el qué, la cartera o la cama?»*. Le encanta explicar cuentos, tiene buena memoria verbal y un interés especial para hacer juegos de palabras.

Le cuesta orientarse cuando está en casa de un amigo. Su coordinación motora es pobre. Aún no ha aprendido a ir en bicicleta. No le gusta hacer puzles ni dibujar. Su rendimiento escolar es muy bajo en matemáticas, educación física y plástica. Tiene pocas habilidades para interaccionar con sus amigos y para identificar sus propias emociones y las de los otros.

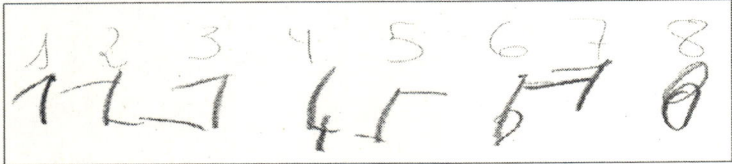

¿Qué es el trastorno de aprendizaje no verbal?

Sandra es un ejemplo del espectro de dificultades que se engloban bajo el término de trastorno de aprendizaje no verbal (TANV). Este término, aparentemente puede parecer confuso al sugerir un niño «no verbal», pero realmente se refiere a lo contrario. Un buen nivel de lenguaje y dificultades en los aspectos «no verbales».

Concepto

El TANV es un trastorno del neurodesarrollo que afecta a los aprendizajes. El TANV no está incluido en el DSM-IV-TR, por lo tanto no han sido consensuados unos criterios diagnósticos. Esto ha generado que se llegue a cuestionar su naturaleza como entidad clínica específica, además de haber limitado la investigación a fondo sobre dicho trastorno. Al no disponer de una definición consensuada, es difícil estimar la prevalencia. Existen pocos estudios epidemiológicos, aunque se admite una menor prevalencia en comparación con los otros trastornos del aprendizaje.

En la actualidad si se quisiera clasificar el TANV, utilizando el DSM-IV TR se tendría que ubicar como «Trastorno del desarrollo de la coordinación» o incluso como «Trastorno generalizado del desarrollo no especificado».

En los años 70 se hicieron las primeras descripciones del TANV, pero no fue hasta 1982 que se propuso un modelo etiológico para explicar las características cognitivas de este trastorno, basado en las diferencias funcionales del hemisferio cerebral derecho (HD) y el hemisferio cerebral izquierdo (HI). Posteriormente, las investigaciones apuntaron a que el TANV era un trastorno relacionado con el daño o disfunción de sustancia blanca del cerebro, especialmente del HD. Sin embargo, hasta la fecha actual no existen suficientes estudios concluyentes con pruebas de neuroimagen o neurofisiológicas que permitan demostrar la lesión o disfunción del HD como patrón lesional en el TANV primario. Cabe objetar que las funciones cognitivas en un cerebro en desarrollo están guiadas por la acción inter-

Trastorno del aprendizaje no verbal

activa entre genes y entorno. De ello se deriva que las funciones cognitivas contempladas desde una perspectiva evolucionista no se rigen por la modularidad estática y funcionalmente delimitada del cerebro adulto.

Por otra parte, teorías más recientes, apuntan que los hemisferios cerebrales trabajan conjuntamente, más allá de una simple especialización funcional. Cada hemisferio cerebral está implicado en todos los procesos cognitivos, pero su grado de implicación varía de acuerdo al principio novedad-rutina. El HD es más hábil para procesar información nueva, y el HI para procesar información familiar o rutinaria.

Síntomas y características cognitivas

El TANV se caracteriza por la dificultad en la organización vinculada a los espacios, en la adaptación a situaciones nuevas y en la interpretación de la información no verbal. Las dificultades que presentan estos niños se pueden agrupar en cinco áreas (tabla 6.1). Es importante tener en cuenta que aunque todos los niños pueden tener unas características similares, cada niño es diferente. No todas las áreas mencionadas tienen que estar afectadas por igual, y además esta diferencia también puede estar marcada por la presencia de trastornos asociados. Hay niños que pueden tener mayor dificultad en la coordinación motora frente a otros que tengan mayor dificultad en la interacción social.

La **habilidad visuoespacial** es la capacidad para valorar las relaciones espaciales, para reconocer, organizar y sintetizar

Competencia social	Dificultades académicas	Habilidades visuoespaciales	Coordinación motora	Funcionamiento emocional
Poca habilidad para captar la comunicación no verbal	Falta de habilidad para las matemáticas	Pobre evocación de imágenes	Mala coordinación motora	Riesgo de ansiedad y depresión
Problemas en el uso contextual lenguaje	Mala comprensión lectora	Dificultades para comprender las relaciones espaciales	Dificultades en actividades de educación física	Mala interpretación de las críticas
Dificultades de relación	Problemas para generalizar los aprendizajes	Excesiva fijación en los detalles, prescindiendo del contexto	Dificultades para recortar	Problemas de conducta
Fácilmente vulnerable	Dificultades en el pensamiento abstracto	Pobre memoria visual	Dificultades para abrocharse botones o cremallera	Baja tolerancia a la frustración
Pasos sociales erróneos («meteduras de pata»)	Dificultades en procesar simultáneamente información visual y verbal	Dificultades en organizar el espacio en una hoja de papel sin pauta	Dificultades en trabajos manuales	Problemas de autoestima
Las situaciones nuevas les incomodan	Dificultades para manejar el dinero	Dificultades para mover su cuerpo en el espacio	Mal equilibrio	Alto riesgo de recibir acoso escolar

Tabla 6.1. *Principales características del trastorno del aprendizaje no verbal.*

la información visuoespacial. Esta habilidad permite discriminar y reconocer detalles visuales y organizarlos en el espacio. A un niño con dificultades visuoespaciales le será difícil:

Trastorno del aprendizaje no verbal

- Controlar la distancia de las cosas respecto a él mismo. Mantener una distancia apropiada entre él y otra persona u objetos.

- Orientarse en un espacio físico para encontrar una dirección o una clase en un edificio escolar.

- Saber organizar y ubicar un dibujo o la letra en una hoja de papel sin pauta (figura 6.1).

- Estructurar un dibujo con todas sus partes proporcionadas y en el lugar adecuado.

- Saber cómo y dónde poner sus respuestas escritas en un trozo de papel.

- Controlar el espacio en una operación de matemáticas para no equivocarse a la hora de alinear las operaciones. Por ejemplo, en la figura 2 se observa cómo tiene dificultades en sumar las columnas correspondientes.

- Hacer un puzle colocando correctamente las piezas partiendo de un modelo.

- Jugar con juguetes de construcciones.

- Recordar, en una etapa inicial, las formas de las letras y de los números.

- En las primeras etapas de adquisición de la escritura, saben identificar perfectamente las letras y los números pero son incapaces de plasmarlos en una hoja de papel.

- Copiar de un libro o de la pizarra a una hoja, puede suponer una gran dificultad.

- Almacenar experiencias mentales en su memoria mediante imágenes visuales.

- Tendencia a centrarse en los detalles de lo que ven. Les cuesta retener la imagen global.

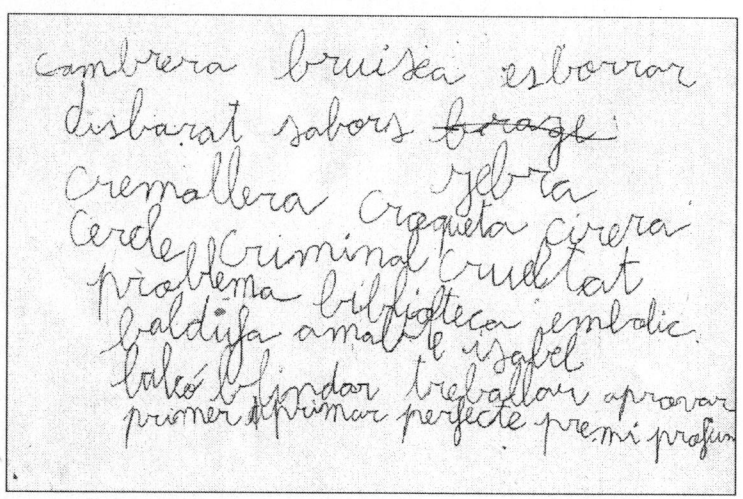

Figura 6.1. *Letra de un niño con TANV de 9 años.*

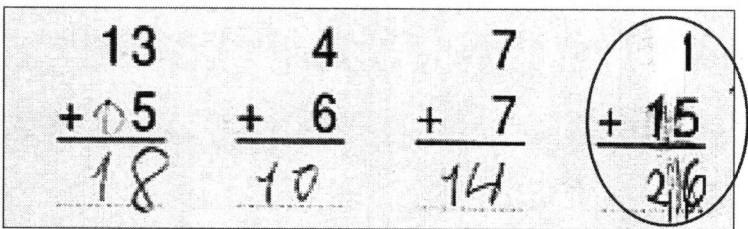

Figura 6.2. *Ejemplo de dificultades espaciales para sumar las columnas correctas. Suma correctamente el 5 con el 1, pero cuando no tiene ningún número encima del 1 pasa a la otra columna y suma el 1 con el 1.*

Trastorno del aprendizaje no verbal

La **coordinación motora** es la habilidad para organizar y co-ordinar el movimiento de forma adecuada y tener destreza manual. A consecuencia de esta mala coordinación motora les es difícil:

- Utilizar los cubiertos.

- Evitar que les caigan cosas, derramen vasos, les caiga la comida de los cubiertos, o se manchen.

- Cepillarse los dientes.

- Vestirse, sobre todo cuando las prendas llevan botones. Atarse los cordones de los zapatos. Ponerse la ropa en la posición adecuada, es decir, la etiqueta de la camise-ta detrás, el zapato derecho en el pie derecho, etc.

- Aprender a subir y bajar escaleras.

- Explorar «motrizmente» el entorno. En su lugar prefieren explorar el mundo «verbalmente».

- Subir al tobogán, balancearse en los columpios. Se sien-ten inseguros y coordinan mal el movimiento.

- Aprender a ir en bicicleta, a patinar o ir en monopatín.

- Saltar de forma coordinada, secuenciar un movimiento, hacer una pirueta, saltar a pata coja, saltar el potro en educación física, trepar por una cuerda, etc.

- Recortar, pintar con pincel o lápices, trabajar con barro o plastilina, utilizar el punzón, hacer murales, etc.

Algún estudio ha sugerido que los niños con TANV tienen más riesgo de padecer problemas psiquiátricos que en otros trastornos del aprendizaje. Estos datos son confusos y en ocasiones contradictorios. Hoy por hoy no existen suficientes datos para afirmar que los niños con TANV tienen mayor riesgo de padecer trastornos psiquiátricos comparados con otros trastornos del aprendizaje. Sin embargo, es importante tener en cuenta que son niños vulnerables, y en ocasiones es fácil que puedan recibir acoso escolar, lo cual puede afectar seriamente la salud mental del niño.

Cómo hacer el diagnóstico

El diagnóstico es clínico y las manifestaciones cognitivo-conductuales permiten orientar la sospecha diagnóstica. No existe ningún test ni ninguna prueba médica de laboratorio diagnóstica.

El diagnóstico se basa en una buena historia clínica y en la interpretación de los tests cognitivos, juntamente con los informes escolares y cuestionarios. Dicha valoración proporciona además una orientación para la intervención psicoeducativa. En la tabla IV aparecen las distintas pruebas útiles para valorar las dificultades visuoespaciales que presentan los niños con TANV. Es importante valorar otras funciones cognitivas, que simplemente se citarán ya que no es el objetivo de este capítulo, como pueden ser:

- Funciones ejecutivas

- Atención

- Memoria

- Lenguaje

- Funciones instrumentales (lectura/escritura/cálculo)

- **Cuestionarios**
  CBCL 6-18/CBCL 1,5-5. Escalas para la valoración de psico-patología infantil.
  EDAH. Escalas para la valoración de TDAH .
- **Informes escolares**
- **Inteligencia general**
  WISC-IV
  K-ABC
- **Inteligencia no verbal**
  Toni-2
  Leiter-R
- **Test de razonamiento matemático**
  Tedi-Math
  Aritmética WISC-IV
  Aritmética K-ABC
- **Pruebas de funciones visuoespaciales/visuoconstrucutivas**
  Figura compleja de Rey
  K-ABC (Cierre gestáltico, Memoria espacial)
  WISC-IV (Índice de razonamiento perceptivo)

Tabla 6.2. *Pruebas útiles para la valoración del TANV.*

Un niño con TANV obtiene habitualmente en el test de inteligencia WISC-IV puntuaciones más bajas en el razonamiento perceptivo que en razonamiento verbal. Sin embargo, puede ocurrir que estas diferencias se deban a una dificultad de planificación, o lentitud en el procesamiento de la información; y no necesariamente a una dificultad visuoespacial. Para hacer el diagnóstico de TANV, es por tanto necesario contrastar los resultados y analizarlos de acuerdo con la historia clínica y los resultados de los tests neuropsicológicos. En la figura 6.3 se pueden observar los resultados de la valoración neuropsicológica de Sandra, diagnosticada de TANV.

También se deben tomar con cautela los resultados obtenidos en pruebas específicas para valorar funciones visuoespaciales. Una baja capacidad atencional, impulsividad o disfunción ejecutiva puede interferir en la resolución de la tarea. Únicamente una contrastación de los datos, una observación cualitativa, más allá de los resultados de un test, y una buena experiencia clínica permitirán un diagnóstico correcto.

Inteligencia		Pruebas visuoespaciales
WISC-IV		1. Figura compleja de rey
Cubos	(4)	
Semejanzas	11	Copia memoria
Dígitos	7	Puntuación por debajo de la media
Conceptos	8	
Claves	7	
Vocabulario	10	2. Orientación de líneas.
Letras y números	8	Puntuación por debajo de la
Matrices	(5)	normalidad.
Comprensión	(5)	3. Flechas NEPSY
Búsqueda Símbolos	8	Pe: 4
Figuras incompletas	4	4. Escritura.
Aritmética	9	Dificultades para organizar-se y respetar los márgenes de la hoja. Mala letra.
Índice comp verbal	95	
Índice razonamiento perceptivo	(74)	
Memoria de trabajo	85	
Velocidad de procesamiento	88	
CI total	79	

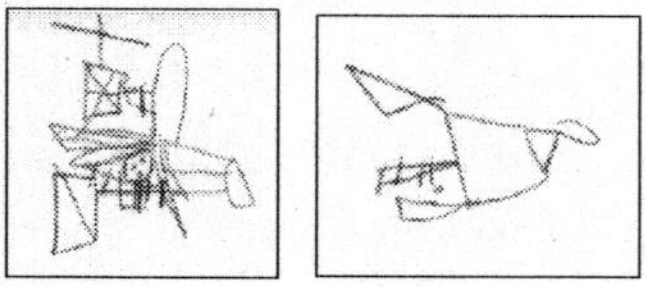

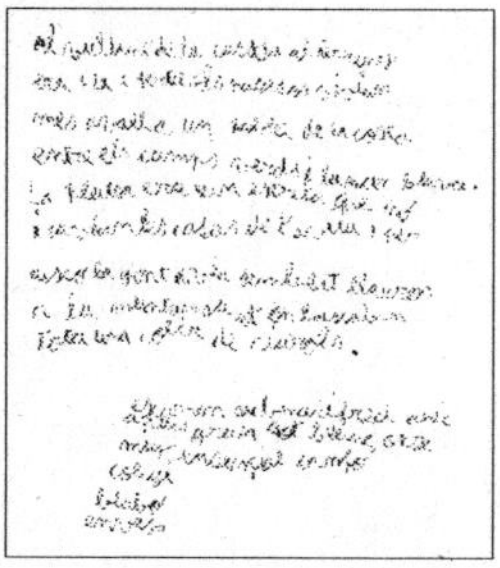

Figura 6.3. *Resultados de la valoración neuropsicológica de Sandra (8 años, 10 meses).*

Trastorno del aprendizaje no verbal

Tratamiento

No existe ningún tratamiento o programa específico para el TANV. El abordaje terapéutico se sustenta en el tratamiento sintomático de las distintas manifestaciones clínicas y en las adaptaciones del entorno.

Es importante que el entorno escolar y familiar esté informado y tenga conocimiento del trastorno a fin de poder ofrecer estrategias adecuadas para mejorar ciertos aspectos. Si es preciso, en la escuela, se deberá hacer un plan individualizado en aquellas materias donde se presenten dificultades (matemáticas, educación física y plástica). Por encima de todo, es preciso minimizar el impacto de los déficits. Generalmente, es inoportuno recomendar ejercicios de psicomotricidad, lateralidad, caligrafía, etc. Debe tenerse en cuenta que el problema motor y visuoespacial mejora con el desarrollo, y excepto casos graves, el impacto en la edad adulta es insignificante. Es preciso evitar el suplicio que puede representar para un niño con TANV invertir esfuerzos en tareas cuya relevancia funcional es mínima en la cultura que les va a tocar vivir. Un ejemplo es insistir, más allá de una dedicación razonable, en conseguir una buena letra. Se debe tomar en consideración que en la vida adulta se utilizará el ordenador como instrumento cuotidiano. Igual reflexión se puede hacer para las dificultades en el cálculo y el uso de la calculadora.

Es evidente que si existe alguna comorbilidad deberá ser abordada con la intervención necesaria. Por ejemplo, si un niño tiene problemas de conducta se deberá realizar una intervención con un profesional que pueda dar pautas de conducta a la familia, además de trabajar con el niño cuando sea necesario.

No existe ningún tratamiento farmacológico específico para el TANV, pero sí es importante detectar aquellos síntomas que pueden ser susceptibles de ser tratados. Por ejemplo, si el niño presenta comorbilidad con TDAH, trastornos del estado del ánimo o problemas de conducta será preciso recurrir a un especialista para poder iniciar un tratamiento farmacológico adecuado.

Recomendaciones prácticas

Las consecuencias que se derivan de la forma específica que tienen estos niños de procesar la información, se expresan en distintos niveles:

- En el aspecto social, falta de habilidad para comprender la comunicación no verbal y en consecuencia dificultades en la interacción social.

- En el aspecto académico, dificultades con las matemáticas, la educación física y la plástica. En contraposición pueden ser muy hábiles en memoria verbal.

- A nivel visuoespacial, dificultades por la baja capacidad para la representación mental de formas.

- En el aspecto emocional, dificultades adaptativas que pueden generar ansiedad, miedos y resistencia a los cambios.

Es importante tener en cuenta ciertos aspectos y poder hacer unas adaptaciones que les serán de gran ayuda:

Trastorno del aprendizaje no verbal

- Es imprescindible que la familia y la escuela conozca las características del trastorno en general y del niño en particular. Hacerle saber que se comprenden sus dificultades. No se debe malinterpretar la conducta y la personalidad «peculiar» como un modo de llamar la atención o querer ser diferente.

- Su estilo de aprendizaje no es: «mirar y aprender». Se le deben ofrecer recursos verbales cuando se ve perdido.

- Las tareas escolares que sólo requieran copiar texto deben ser modificadas u omitidas, ya que dependen mucho de las habilidades visuoespaciales.

- Copiar de la pizarra a una hoja puede ser una agonía. Puede ayudarle ofreciéndole material preparado para que él no tenga que copiar de la pizarra.

- No debería penalizarse si coloca una respuesta correcta en una columna o lugar equivocado de la hoja. Siempre que sea posible se recomienda el uso de papel cuadriculado. La agenda debe estar estructurada y fácil de interpretar para que él pueda apuntar las cosas.

- El uso de un procesador de texto para las tareas escritas puede ser de gran utilidad.

- Aquellas tareas que requieran doblar papeles, cortar con tijeras, trabajos manuales, y ordenar material requieren ayuda o deben suprimirse.

- Es importante saber que tienen dificultad con los mapas, esquemas, cuadros, mapas conceptuales, etc., es por ello que se deben facilitar estas tareas.

- Necesitan tiempo adicional para todas las tareas escritas.

- Preferiblemente la información debe presentarse verbalmente. Con términos sencillos y claros.

- El enfoque de enseñanza debe ir «de las partes al todo» más que de lo global a lo concreto. Estos niños tienen la necesidad de hacer muchas preguntas, ya que es la forma que tienen de obtener información.

- No se debe esperar que «lean entre líneas» para entender las intenciones de los demás. Se deben evitar los dobles sentidos, el sarcasmo y el lenguaje figurativo ya que les es difícil entenderlo.

- Es importante decirles lo que se espera de ellos en cualquier situación en la que ellos puedan percibir erróneamente situaciones sociales o instrucciones complejas.

- Deben estar preparados de antemano ante cualquier cambio en sus rutinas como excursiones, días de fiesta, cambios de clase, exámenes etc. Les es difícil improvisar en momentos de duda. El entorno debe ser predecible.

- El comedor de la escuela con el ruido y el caos puede ser una situación estresante.

- Es importante tener una persona adulta como referente, ya que les da seguridad y pueden recurrir a ella en situaciones en las que se sienten desorientados.

- Se les debe proporcionar pistas verbales para detectar una situación conflictiva antes de llegar al límite. No son capaces de percibir tensión o disgusto a no ser que se diga explícitamente.

- El aislamiento, las privaciones y los castigos no son métodos eficaces para cambiar el comportamiento de un niño que ya está tratando de hacer lo que puede para hacer las cosas mejor; pero que malinterpreta las señales. Se debe ser empático y buscar un método colaborativo y de apoyo. Es aconsejable tratar de descubrir los motivos del comportamiento, y ayudar al niño a idear una conducta substitutiva. Es importante adoptar una actitud positiva.

Puntos clave:
- El TANV es un trastorno del neurodesarrollo, no incluido en el DSM-IV-TR.
- Se caracteriza por una dificultad en la organización del espacio, en la adaptación a situaciones nuevas, en los aprendizajes novedosos, y en la interpretación de la información no verbal.
- Una buena historia clínica, los tests cognitivos, además los informes escolares y cuestionarios, ofrecen información del niño y de su procesamiento cognitivo. Todo ello proporciona una guía para la intervención psicoeducativa.
- No existe ningún tratamiento o programa específico para las dificultades del TANV. El abordaje terapéutico se sustenta en el tratamiento sintomático de las distintas manifestaciones clínicas y en las adaptaciones del entorno.

Bibliografía recomendada

COLOMÉ, R., SANS, A., LÓPEZ, A. y BOIX, C.: Trastorno de aprendizaje no verbal: características cognitivo-conductuales y aspectos neuropsicológicos. Revista de Neurología 48; 2009 (supl 2): S77-S81.

GARCÍA-NONELL, C., RIGAU-RATERA, E. y ARTIGAS-PALLARÉS, J.: Perfil neurocognitivo del trastorno de aprendizaje no verbal. Revista de Neurología 43; 2006: 268-274.

RIGAU-RATERA, E., GARCÍA-NONELL, C. y ARTIGAS-PALLARÉS, J.: Características del trastorno de aprendizaje no verbal. Revista de Neurología 38; 2004 (supl 1): S33-S38.

SANS FITÓ, A.: ¿Por qué me cuesta tanto aprender? Edebé, 2008.

http://www.nldline.com/

http://tanv-catalunya.org/pages/inici.php

http://www.espaitanv.org/

http://www.psyncron.com/es/index.html

Trastorno del aprendizaje no verbal

7. Trastorno de Asperger
Cristina Carmona Fernández

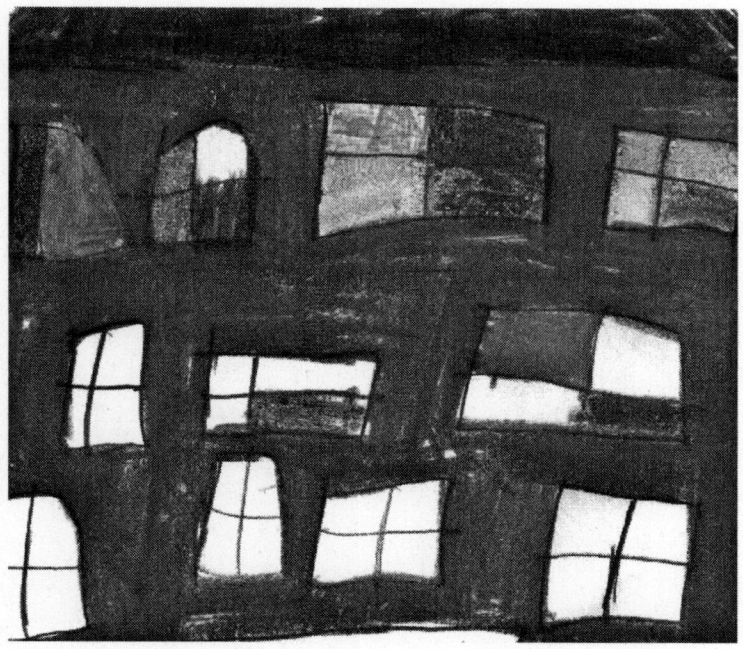

*Hasta que me diagnosticaron el Asperger visité a varios psi-
quiatras y cada uno me decía una cosa distinta. Tuve diagnósticos para todos los gustos. El primer psiquiatra al que fui le dijo
a mi madre: Señora, su hijo es un maleducado». En 4 º estuve*

yendo a un sitio donde me tenían dos horas con unos auriculares puestos, oyendo música de Mozart. Durante 6º, 7º y 8º estuve yendo a una psicóloga llamada N. Me gustaba ir, le contaba cosas.

Por estas fechas iba de vez en cuando al Hospital MG, donde veía a la doctora M. Cuando iba a verla faltaba a clase. En dos ocasiones me perdí dos actividades que me gustaban por ir a verla. Esta doctora me diagnosticó «trastorno obsesivo compulsivo». Mi madre alguna vez le sugirió que yo pudiera tener autismo, pero ella negaba que yo pudiera tenerlo.

Durante mi adolescencia iba cada mes a que me viera el psiquiatra. En 2000 fui a ver a RV, que fue quien me diagnosticó el Asperger (tenía 18 años).

Otra forma de mirar.
Memorias de un joven con Síndrome de Asperger.
Miguel Dorado

«Pau tiene 9 años. Siempre ha sido un niño «peculiar». Habla como «una persona adulta». No le gustan los cambios. Le encantan los trenes, hasta el punto de que es capaz de distinguir el modelo, la marca y las características entre cientos de ellos. Puede consumir horas y horas leyendo libros de trenes o buscando información en Internet. Sus profesores comentan que es un niño «muy ingenuo» (no entiende las bromas o las malinterpreta) y que «va a su aire». Tiene dificultades para relacionarse con sus compañeros. No comparte las aficiones propias de los niños de su edad».

¿Qué es el trastorno de Asperger?

El pediatra austríaco Hans Asperger, en el año 1944, describió un grupo de niños que presentaban como característica común una fuerte discapacidad para relacionarse con sus compañeros y poca habilidad para la comunicación, a pesar de una inteligencia normal y lenguaje formalmente correcto. Lo definió como «Psicopatía Autística». De forma paralela en Estados Unidos, Leo Kanner, un año antes, había publicado un trabajo denominado «Alteraciones autísticas del contacto afectivo», describiendo una serie de casos muy similares a los descritos por Asperger. La diferencia más significativa en dichas descripciones era en el área del lenguaje, bien conservada en los niños descritos por Asperger.

En 1981, la psicóloga inglesa Lorna Wing utilizó por primera vez el término «Síndrome de Asperger», tras haber traducido al inglés el trabajo de Asperger. Las características que identificó para definir este síndrome fueron: 1) falta de empatía, 2) interacción social ingenua, poco apropiada o asimétrica, 3) poca habilidad para hacer amigos, 4) lenguaje pedante o reiterativo, 5) pobre comunicación no verbal, 6) interés marcado en temas limitados y 7) torpeza motora.

Concepto

El trastorno de Asperger (TA) es un trastorno del neurodesarrollo que se caracteriza por dificultades en la interacción social, por mostrar intereses especiales y por exhibir patrones de conducta poco comunes. La prevalencia aproximada del TA es de 2,6 - 4,8/1.000, con una frecuencia de tres a cinco veces superior en los niños respecto a las niñas.

Actualmente, el DSM-IV-TR, incluye el TA como una categoría de los trastornos generalizados del desarrollo (TGD), diferente del trastorno autista, o sea el autista clásico (tabla 7.1). También, se utiliza el término trastornos del espectro autista (TEA) con la finalidad de hacer énfasis en el «continuo» de las categorías de TGD (figura 7.2). Las manifestaciones esenciales se definen por la triada que incluye alteraciones cualitativas en la interacción social recíproca, en la comunicación/lenguaje y en los patrones de comportamiento. Las diferencias radican en el grado de alteración o severidad de los síntomas.

- Trastorno Autista
- Trastorno de Rett
- Trastorno Desintegrativo Infantil
- Trastorno de Asperger
- Trastorno Generalizado del Desarrollo no Especificado

Tabla 7.1. *Clasificación de los trastornos generalizados del desarrollo.*

Síntomas y características cognitivas

Los niños con TA poseen buenas **habilidades lingüísticas**. Tienen un amplio vocabulario y buen conocimiento del significado literal de las palabras. Confunden expresiones ambiguas y no comprenden el lenguaje figurado como metáforas, dobles sentidos, significados implícitos o formas de cortesía. Su discurso, puede resultar «pedante» por el uso de excesivos tecnicismos. A veces, son perseverativos. Tienen una entonación, un ritmo y un tono de voz (prosodia) característico. Expresiones tales como «*te distraes con una* *mosca*», «*me muero de la risa*» o «*he visto las estrellas*» pueden ser motivo de confusión en los niños con TA.

Algunos aprenden a leer de forma precoz, tras desarrollar una gran habilidad en la mecánica lectora (hiperlexia). Sin embargo, la comprensión es muy pobre. Estos niños también presentan dificultades en los aspectos pragmáticos del lenguaje, es decir, en el uso social o comunicativo de las palabras en la vida diaria para establecer una comunicación interactiva. Suelen fracasar al comprender y respetar las «normas» de la conversación, como por ejemplo, respetar el turno de palabra. Además de estas dificultades en la comunicación verbal, son «torpes» en la comunicación no verbal. No captan ni utilizan el lenguaje corporal, miran fijamente, su mirada es «seria», utilizan gestos estereotipados, o simplemente, no gesticulan. Debido a este mimetismo facial, algunos autores utilizan la expresión «cara de póker» para describirlos.

A nivel social, las personas con TA, se caracterizan por una falta de reciprocidad en la relación. Tienen dificultad para interpretar la «mente del otro». No comprenden sus intereses, motivaciones o creencias y les cuesta amoldar su discurso al pensamiento del interlocutor. Son poco empáticos, en el sentido de ubicarse en el lugar del otro. Les cuesta manejar las reglas implícitas que regulan las interacciones sociales. Establecen poco contacto visual o un contacto visual poco apropiado. Les cuesta entender el contenido comunicativo de la mirada.

Tienen poca habilidad para hacer amigos. Quieren tener amigos pero desconocen las reglas. No comparten los intereses de la mayoría de los niños. A menudo se sienten profundamente frustrados y desilusionados por sus dificultades sociales. Su problema no es tanto una falta de interacción como una dificultad en el manejo de las interacciones. Parecen tener dificultades para saber cómo «conectar» socialmente.

Disponen de pocas estrategias para solucionar problemas o situaciones conflictivas. Ante situaciones confusas o ambiguas, suelen reaccionar de forma desproporcionada. Tienen baja tolerancia a la frustración. Esto les genera un alto grado de ansiedad. Suelen manifestar además, ansiedad social en situaciones de grupo. Descripciones como «va a su aire», «vive en su mundo», son frecuentes en estos niños. A menudo, son diana de burla o ridiculización.

A nivel conductual, muestran un interés marcado por ciertos temas. Algunos intereses propios de los niños con TA suelen ser: medios de transporte (trenes, aviones etc.), animales (dinosaurios, delfines etc.), mapas, ordenadores... (figura 7.1). Este interés, a veces desmesurado, por determinados objetos o actividades puede favorecer que su conducta adquiera un carácter obsesivo o incluso ritualista. Ya en los años 40, Asperger los describía como «pequeños profesores».

Otra característica, común en el TA, es la falta de flexibilidad mental. Tienen un pensamiento rígido y concreto. Necesitan adherencia a rutinas y que los acontecimientos sean predecibles. Cualquier cambio inesperado desencadena ansiedad. Esta necesidad obsesiva por cierto orden genera patrones comportamentales repetitivos que pueden ser parecidos a la conducta del trastorno obsesivo compulsivo (figura 7.2). En ocasiones, pueden mostrar movimientos repetitivos, llamados estereotipias -balanceo, aleteo, golpecitos repetitivos, autoestimulación etc.- que tienen como finalidad reducir los niveles de ansiedad. Son muy torpes a nivel motor y presentan dificultades en la coordinación de movimientos.

Algunas veces, puede aparecer hipersensibilidad a determinados estímulos, por ejemplo auditivos –ruidos inesperados, petardos, la sirena de una ambulancia– o rehusar algunos alimentos en función de su textura, color, sabor, etc.

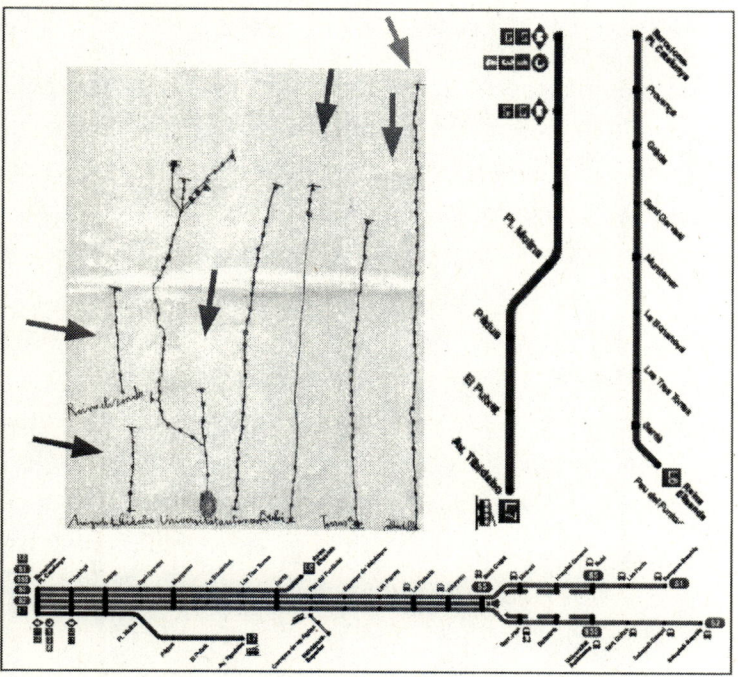

Figura 7.1. *Líneas de tren dibujadas por un niño de 9 años con TA (Ferrocarriles de la Generalitat de Cataluña).*

155

Trastorno de Asperger

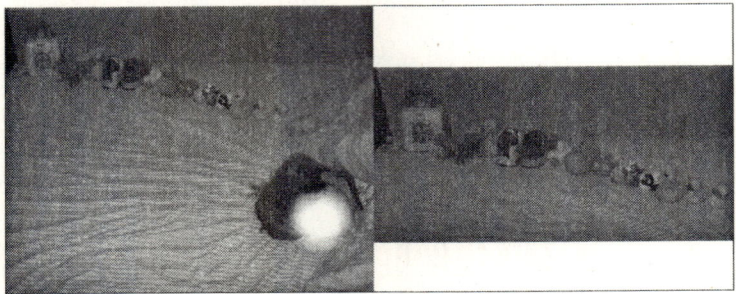

Figura 7.2. *Orden de los objetos.*

Con el objetivo de poder entender los mecanismos neuro-cognitivos implicados en los TEA, han surgido diversas propuestas teóricas. Dichas teorías son aplicables tanto al autismo nuclear como al TA.

Uno de estos modelos, propuesto por Uta Frith, propone la alteración en la llamada **coherencia central** como aspecto nuclear del autismo. Según esta teoría, en condiciones normales, las personas tendemos a interpretar los estímulos de forma global, teniendo en cuenta el contexto. De este modo, la información adquiere un significado. En cambio, el procesamiento de la información en los niños con TEA, es parte por parte, sin interpretar la globalidad. Así, esta teoría sugiere que los niños con TEA son buenos para prestar atención a los detalles, pero no para integrar toda la información que recibe. Poseen una relativa incapacidad para extraer y usar el significado de la experiencia. Esta aproximación explica algunos de los síntomas de los TEA, pero no consigue dar respuesta a todos ellos.

Otra línea de investigación, surgió a raíz del estudio de pacientes con lesiones en el lóbulo frontal. Éstos mostraban alteraciones muy similares a la de los autistas. Tenían problemas derivados de: la poca flexibilidad y excesiva rigidez, la dificultad para planificar y generar secuencias, la habilidad para mantener y usar un conjunto de estrategias orientadas a la resolución de problemas o la capacidad de inhibición de respuestas no apropiadas. La hipótesis desde esta aproximación es que el autismo se produce como consecuencia de una alteración en las **funciones ejecutivas**. Este modelo, al igual que el anterior, consigue explicar algunos déficits cognitivos, pero no es capaz de proporcionar respuesta a otros, por ejemplo, a los intereses restringidos.

Quizás, la teoría que más ha influido en el conocimiento del autismo, es la propuesta por Baron-Cohen tras los descubrimientos realizados por Premack y Woodruf en la década de los ochenta. Proponen que la causa de los TEA es la ausencia de **Teoría de la Mente** (ToM). El concepto de ToM es un constructo cognitivo, que engloba un conjunto de habilidades metacognitivas complejas que son la base de nuestra conducta social. La complejidad que entraña la comunicación humana debido a las múltiples inferencias que se realizan, exige poseer una serie de competencias que permitan intuir los mundos mentales propios y ajenos. La ToM hace referencia a las habilidades que tiene el individuo para comprender, predecir e interpretar la conducta de otras personas con la finalidad de encontrar sentido a sus comportamientos y predecir lo que harán a continuación. Esta percepción es la base de la conducta social y permite modularla eficazmente. Esta teoría explica la tríada de alteraciones sociales, de comunicación y de imaginación, características en los TEA, pero tampoco consigue explicar el repertorio restringido de intereses o las ideas obsesivas y repetitivas.

En 1996 el grupo de trabajo de Rizzolatti encontró de forma casual, un conjunto de células que parecían «reflejar» las acciones de otros en el cerebro del observador. Dichas neuronas se activan de igual modo, tanto al realizar una acción, como al observar a otro individuo realizar la misma acción o una similar. Estas células se han denominado **neuronas espejo**. Estudios más recientes han demostrado que intervienen en la empatía, en la capacidad de imitación y en la ToM.

Según G Rizzolatti «*Somos criaturas sociales. Nuestra supervivencia depende de entender las acciones, intenciones y emociones de los demás. Las neuronas espejo nos permiten entender la mente de los demás, no sólo a través de un razonamiento conceptual sino mediante la simulación directa. Sintiendo, no pensando*». El investigador V.S. Ramachandran las denomina «neuronas de la empatía».

Según esta aproximación, en los TEA, existe una carencia o un desarrollo inadecuado de neuronas espejo, con el consecuente déficit en la ToM. Es decir, esta teoría explicaría las pobres habilidades de comunicación, dificultades al aportar información adecuada y organizar los pensamientos, mantener una conversación (inicio y final), la incapacidad para adoptar la perspectiva del otro, predecir los resultados y descifrar las intenciones. Esto no implica que los niños con TA no puedan ser afectivos con las personas, sino que lo son, pero de forma diferente.

Por tanto, estas neuronas desempeñan un importante rol dentro de las capacidades cognitivas ligadas a la vida social. Permiten comprender las intenciones de los otros, responder intuitivamente a un cambio de humor de una persona, una preocupación, un aprecio, conocer el tono de voz, la gestualidad de la otra persona para saber qué está pensando y cuáles son sus sentimientos. De esta forma, alerta para no cometer acciones imprudentes que puedan herir a los demás.

Todas estas hipótesis, no son excluyentes, sino que son complementarias y ayudan a la comprensión de los TEA. Ninguna de ellas podría dar una explicación completa para la comprensión del trastorno. Los TEA, se encuentran entre los trastornos más graves de la infancia por su prevalencia, comorbilidad, evolución e impacto en la familia. Son trastornos del neurodesarrollo frecuentes y, generalmente, de «fácil» diagnóstico si se tiene conocimiento de las características de los TEA y no se parte de otras ideas preconcebidas.

Existe una sólida evidencia de la base genética de los TEA. Los estudios apuntan a un modelo poligénico (implicación de varios genes) complejo. El carácter poligénico explicaría tanto la variabilidad clínica como la frecuente asociación con el TDAH, trastorno del desarrollo de la coordinacion y trastorno de ansiedad.

Dado el componente genético de los TEA, cuando está afectado un individuo, la probabilidad de aparición de TA o autismo en familiares de primer grado es de 50 a 100 veces mayor que los de la población general, es decir una frecuencia del 3-6%. También es habitual, que dichos familiares presenten, en grado leve, algunos «rasgos autistas», con deficiencias específicas en alguna de las 3 dimensiones (**fenotipo ampliado del autismo**). De hecho, Hans Asperger ya anotaba la semejanza que existía entre los niños afectados y sus padres. Esta «frialdad» o «rigidez», que en ocasiones presenta alguno de los progenitores, ha contribuido a explicaciones ingenuas y obsoletas sobre una causalidad del trastorno basada en «problemas del vínculo». Tales explicaciones no sólo carecen de soporte científico, sino que pueden resultar altamente nocivas tanto en el manejo del niño como en la generación de sentimientos de culpa en los padres.

Aunque raras, existen enfermedades genéticas específicas, tales como Síndrome X-Frágil, Síndrome de Rett, Síndrome de Angelman y muchas otras, que pueden cursar con autismo. Estos cuadros genéticos en los que existe un marcador biológico específico y, por consiguiente, tienen una etiología conocida, se conocen por el nombre de **autismo sindrómico.** Su prevalencia se sitúa entre el 11-37% de los casos de autismo.

Los síntomas nucleares del TA, no difieren cualitativamente de características, hasta cierto punto, normales para cualquier individuo; la diferencia radica en la expresión exagerada de alguna de ellas, hasta el punto de interferir con la vida social (figura 7.2).

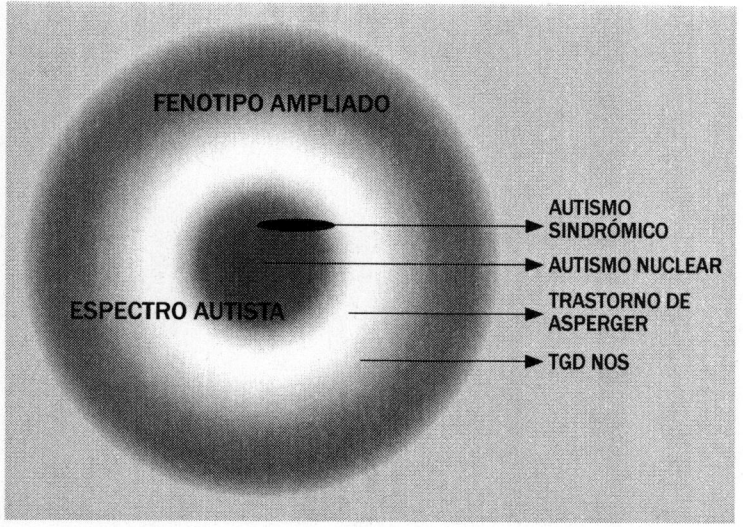

Figura 7.2. *Espectro autista y fenotipo ampliado. Ubicación de las distintas categorías.*

A la sintomatología propia del TA, suele añadirse la que acompaña a los trastornos comórbidos. Los más frecuentes son el trastorno de déficit de atención/hiperactividad (TDAH), trastorno del desarrollo de la coordinación y/o trastornos de ansiedad.

Cómo hacer el diagnóstico
Para diagnosticar TA se requieren los criterios que se exponen en la tabla 7.2.

Los criterios de alteración cualitativa de la interacción social y los patrones de conducta y actividades restrictivos y repetitivos son iguales para el trastorno autista y el TA. Las diferencias entre ambos trastornos están relacionadas con la adquisición del lenguaje y la inteligencia. Los niños con

161

A. Alteración cualitativa de la interacción social (al menos 2):

1. Uso de múltiples comportamientos no verbales.

2. Incapacidad para desarrollar relaciones con iguales adecuadas al nivel evolutivo.

3. Ausencia de conductas espontáneas encaminadas a compartir disfrutes, intereses o logros con otras personas.

4. Falta de reciprocidad social o emocional.

B. Patrones de comportamiento, intereses o actividades restrictivos, repetitivos y estereotipados (al menos 1):

1. Preocupación excesiva por un patrón de interés (o varios) estereotipado y restrictivo, anormal por su intensidad u objetivo.

2. Adhesión aparentemente inflexible a rutinas o rituales específicos y no funcionales.

3. Manierismos motores estereotipados y repetitivos.

4. Preocupación persistente por parte de objetos.

C. Deterioro clínicamente significativo de la actividad social, laboral u otras áreas.

D. No existe un retraso clínicamente significativo del lenguaje.

E. No existe un retraso del desarrollo cognoscitivo ni de habilidades de autoayuda o comportamiento adaptativo.

F. No cumple criterios para otro trastorno generalizado del desarrollo ni esquizofrenia.

Tabla 7.2. *Criterios diagnósticos del DSM-IV-TR para el trastorno de Asperger.*

trastorno autista muestran un retraso significativo en estas áreas mientras que los niños con TA tienen un desarrollo dentro de la normalidad.

Uno de los principales problemas encontrados para el diagnóstico del TA, es que no existe ningún marcador o prueba biológica –electroencefalograma, resonancia magnética, análisis, etc.– que permita diagnosticar o descartar dicho trastorno. Por este motivo, el diagnóstico es puramente clínico y se basa en una exploración a nivel observacional del comportamiento del niño en cuanto al desarrollo cognitivo, al lenguaje, a la comunicación y a las habilidades sociales. Además, se toman en consideración conductas inusuales (colocar los objetos en alguna posición determinada y repetitiva, baja tolerancia a los cambios, etc.).

La evaluación clínica debe comenzar por una recogida de información detallada acerca de la historia del niño. Ésta, debe incluir antecedentes familiares, perinatales y personales (peso al nacer, cuándo empezó a andar, primeras palabras, enfermedades pasadas, aspectos motores, etc.) junto con todos los signos que preocuparon a la familia. Se debe hacer hincapié en intereses específicos, conductas repetitivas, en la manera en la que el niño juega, el tipo de juguetes que usa o la manera con la que los utiliza, el juego imaginativo y cómo se comunica o cómo interacciona con los niños de su edad.

En la actualidad, disponemos de diferentes instrumentos dirigidos a detectar los trastornos autistas. Algunos de ellos, validados y adaptados al español, son los que se muestran en la tabla 7.3.

M-CHAT (*Modified Checklist for autism in Toddlers*, Baron-Cohen et al)	Cuestionario 23 ítems. Detección de TEA en niños con edad comprendidas entre 18 y 60 meses.
CARS (*Childhood Autism Rating Scale*, DiLalia y Rogers, 1994)	Escala clínica de 15 elementos. Evalúa los síntomas fundamentales del autismo.
SCQ (*Social Communication Questionnary*)	Cuestionario 40 preguntas. Evalúa las capacidades de comunicación y de relación social de niños con sospecha de TEA. Forma A (Toda la Vida) y Forma B (Situación Actual).
ADI-R (*Autism Diagnostic Interview Revised*, Lord et al, 1994)	Entrevista clínica con 93 preguntas a los padres. Evalúa sujetos con sospechas de TEA. Se explora lenguaje/comunicación, interacción social recíproca y conducta restringida, repetitiva y estereotipada. Muy útil en el diagnóstico y en el diseño de planes educativos y de tratamiento.
ADOS-G (*Autism Diagnostic Observation Schedule Generic*, Lord et al 2000)	Instrumento estandarizado de observación semiestructurada con situaciones sociales de juego o diálogo. Estructurado en cuatro módulos, según el nivel de comunicación verbal. Se aplica a niños mayores de 36 meses de edad mental.

Tabla 7.3. *Instrumentos para la evaluación de los TEA.*

Además de la recogida de información mediante la entrevista clínica, los cuestionarios y la observación del niño, es importante realizar una valoración neuropsicológica mediante pruebas estandarizadas que ayuden a conocer las habilidades cognitivas. Así, el profesional valorará la inteligencia del niño y las áreas concretas en las que se detecten dificultades (lenguaje, matemáticas, visuoespacial, lectoescritura, etc.).

Los pacientes con TA tienen una inteligencia normal, pero pueden mostrar un perfil poco habitual de habilidades cognitivas. Hay que evitar la utilización de pruebas innecesarias que dupliquen resultados sobre los que ya se tiene certeza.

Tratamiento

La elección del tratamiento apropiado en los TEA es un tema complejo y controvertido. En este sentido, resulta útil hacer una distinción entre 2 grandes grupos:

a. Intervención farmacológica:

Actualmente, no existe ningún tratamiento farmacológico específico para los TEA. La utilidad que tienen los psicofármacos para el TA es sintomática.

- Los comportamientos ritualistas, los pensamientos obsesivos, las estereotipias, las conductas repetitivas o la excesiva rigidez, son eficaces los inhibidores selectivos de la recaptación de serotonina (Besitran ® , Prozac ®, Seroxat ®).

- La atención y autocontrol se utiliza el metilfenidato (Concerta ®, Medikinet ®, Rubifen ®) y la atomoxetina (Strattera®).

- Los problemas de conducta disruptiva como agitación, negativismo, impulsividad, auto-heteroagresividad, conductas repetitivas o irritabilidad, son efectivos los antipsicóticos atípicos como la risperidona (Risperdal®) y el aripiprazol (Abilify®).

- Otros síntomas que pueden aparecer en algunos niños son los trastornos de sueño, para los cuales se recomienda la melatonina (hormona del sueño).

El objetivo del tratamiento farmacológico es doble: por una parte, tratar los síntomas concretos y trastornos comórbidos y, por otra, una vez reducida esta sintomatología, potenciar el beneficio de las intervenciones educativas y/o conductuales. Ello redunda además, en la calidad de vida del niño y de la familia.

En la actualidad, no existe evidencia científica de la eficacia de tratamientos basados en suplementos dietéticos (tales como las dietas específicas libres de gluten y caseína, vitamina B6 y magnesio o grandes dosis de vitaminas...), secretina o quelantes (basados en la supuesta implicación de metales como el mercurio y plomo). Estos tratamientos, a pesar de estar ampliamente divulgados, carecen de evidencia científica y pueden llegar a ser perjudiciales o peligrosos.

b. Intervención no farmacológica:
La detección precoz del TA, conduce a una mejoría en el pronóstico, posibilita la intervención temprana y lleva a me-

jores resultados de comportamiento adaptativo, sobre todo en comunicación y en la manera de desenvolverse y adaptarse en un futuro.

La forma de intervención más coherente se sustenta en el abordaje cognitivo orientado a que el paciente con TA, tome consciencia de su personalidad atípica y consiga una adaptación a su entorno, sin que ello implique que tenga de abandonar su «forma de ser», tarea por otra parte imposible. Simultáneamente se debe intervenir sobre el entorno familiar y escolar con el fin de que el niño con TA se llegue a sentir confortable en un medio que lo acepta, respeta sus intereses y le comprende. Igualmente, la facilitación de la adquisición de habilidades sociales, favorece la integración al entorno.

Recomendaciones prácticas

Uno de los aspectos más importantes a tener en cuenta en los TEA, es que los padres conozcan las características propias del trastorno, entiendan y comprendan qué les pasa a sus hijos y que puedan desmitificar las tópicos y las ideas erróneas que acompañan al diagnóstico («*son así porque sus padres no les quieren o les han maleducado*», «*tienen una discapacidad intelectual*», «*no miran a los ojos*», «*no son capaces de comunicarse*»,...).

Debido a la cantidad de horas que los niños pasan en el colegio, es fundamental que los profesores tengan un buen conocimiento sobre el TA, y sobre estrategias que faciliten la interacción con los compañeros. De este modo, padres y profesores, pueden trabajar de forma conjunta con la finalidad de mejorar la calidad de vida del niño.

Generalmente, los niños con TA, presentan problemas de aprendizaje. Por ello, es conveniente poder proporcionarles explicaciones individuales o incluso, adaptarles el contenido de aquellas materias en las que encuentran mayor dificultad.

Según las dificultades que caracterizan a los niños con TA, algunas recomendaciones prácticas que se pueden aplicar tanto en el ámbito escolar como en el familiar para optimizar el desarrollo de éstos son:

Con respecto al **lenguaje**:

a. Hay que ser claro en el mensaje. Es recomendable utilizar siempre frases cortas y simples, evitando los dobles sentidos.

b. Hay que evitar un lenguaje que pueda ser malinterpretado.

c. No realizar preguntas imprecisas.

d. Tratar de simplificar los conceptos más abstractos, desglosándolos en ideas más sencillas para facilitar su comprensión.

e. No utilizar expresiones faciales con la finalidad de comunicar algo, siempre tienen que ir acompañadas de un mensaje verbal.

f. Asegurarse que ha entendido las instrucciones o las tareas a realizar.

g. Tienen dificultad para explicar un tema de forma global, suelen quedarse en los detalles. Es aconsejable proporcionarles una estructura.

h. Aprovechar su área de interés para ampliar su repertorio de intereses y motivar nuevos aprendizajes.

i. Favorecer la generalización de los aprendizajes.

j. Puesto que uno de sus puntos fuertes es la memoria, intentar sacar partido de ésta, más allá de la simple acumulación de datos.

k. Reforzar positivamente en aquellas áreas en las que sobresalen. Hay que ser explícitos concretando la tarea que han hecho bien.

Con respecto a las **interacciones sociales**:

a. Enseñar y/o mejorar las habilidades de relación social mediante la práctica. Por ejemplo, explicando o representando diferentes situaciones sociales, juegos de cambio de rol, etc.

b. Enseñar normas básicas de las conversaciones: respeto de los turnos de palabra, inicio y fin de la conversación...

c. Enseñar un repertorio de respuestas para utilizar en diferentes situaciones sociales.

d. Explicar y analizar algunas frases con dobles sentidos que hayan sido motivo de preocupación para el niño.

e. A veces, pueden ser centro de críticas y burlas o, incluso ser víctima de acoso escolar. Esto puede desencadenar niveles elevados de ansiedad. Por ello, es conveniente que se proporcione a los compañeros información sobre el trastorno, con el fin de que puedan comprender e integrar mejor al niño con TA.

f. Respetarle que quiera jugar solo.

Con respecto a la **conducta**:

a. Proporcionar un ambiente predecible y seguro.

b. Mantener las rutinas, incorporando sutilmente una cierta flexibilidad.

c. Anticiparse o prevenir, siempre que sea posible, situaciones conflictivas. Por ejemplo, evitar las sorpresas. Además, se pueden enseñar estrategias para manejarse en los momentos en los que se ven agobiados (respirar, contar, ver a alguna persona de referencia...).

d. Las reglas explícitas, deben aplicarse con cuidado, ya que estos niños son muy rígidos a la hora de aplicarlas. En cambio, tienen dificultades para comprender las normas sociales implícitas.

e. Limitar, sin negarles la posibilidad, el tiempo invertido en sus temas de interés.

f. Dotar de estructura las tareas que realizan, con un principio y un final claros.

g. Ayudarles a organizar su tiempo libre y sus actividades.

h. Ante pequeñas frustraciones, a veces por causas aparentemente absurdas, pueden reaccionar de forma desmesurada. Es importante conocer la «causa» que ha desencadenado la rabieta para poder anticiparla en un futuro.

Otras:

a. Adaptar los objetivos curriculares si fuera necesario.

b. Dar responsabilidades acordes a su edad para favorecer su autonomía.

c. Son niños torpes con pocas habilidades motoras. Es importante no obligar al niño a participar en deportes competitivos, si ello le genera angustia. Además, también tienen dificultades en la motricidad fina, por ello, necesitarán más tiempo a la hora de terminar exámenes, controlar el tamaño de su letra, etc.

d. Olvidan informar a los padres sobre aspectos importantes del colegio (reuniones, excursiones...). Es mejor asegurarse directamente de que esta información llega a los padres mediante la agenda o mediante contacto telefónico.

Puntos clave:

- En los últimos años, tanto la descripción clínica de los TEA como los diferentes instrumentos de recogida de información, la intervención y/o el tratamiento se han ido perfeccionando.
- Las nuevas teorías explicativas han dado respuesta a algunos interrogantes con respecto a la posible etiología, pero aún quedan muchas cuestiones por resolver acerca del complejo trastorno.
- El diagnóstico del TA es puramente clínico y cada vez es más frecuente su detección temprana.
- La peculiar forma de entender el entorno que tienen los niños con TA y la diversidad de manifestaciones clínicas que presentan, lleva a utilizar pautas de intervención individualizadas que mejorarán el pronóstico.
- Es fundamental conocer las características de estos trastornos para poder ofrecer apoyos y recomendaciones útiles con la finalidad de mejorar su calidad de vida.

Bibliografía recomendada

ATTWOOD, T.: El Síndrome de Asperger. Una guía para la familia. Ediciones Paidós Ibérica, SA., 2002.

DORADO MORENO, M.: Otra forma de mirar: memorias de un joven con síndrome de Asperger Minor Network, 2005.

Haddon, M.: El curioso incidente del perro a medianoche. Salamandra, 2003.

Martin Borreguero, P.: «El síndrome de Asperger. ¿Excentricidad o discapacidad social? Alianza Editorial. 2004.

Sacks, O.: Un antropólogo en Marte. Anagrama, 1995.

Vázquez Uceda, M. y Murillo Bonilla, F.: Síndrome de Asperger: un acercamiento al trastorno y a su tratamiento educativo. Fundación Ecoem, 2007.

Un acercamiento al síndrome de Asperger: una guía teórica y práctica (2004). Editor: Asociación Asperger España. www.asperger.es

Manual de apoyo para la detección de los Trastornos del Espectro Autista. www.autismoburgos.org

Anexo

Direcciones de utilidad

AUTISMO/ ASPERGER	http://www.aetapi.org/ http://www.apna.es/ http://www.asperger.es/ http://www.aspergercastello.com/ http://www.autismoburgos.org/
DISCALCULIA	http://www.discalculia.es
DISLEXIA	http://www.acd.cat/ http://www.disfam.net/
TANV	http://www.espaitanv.org/ http://www.tanv-catalunya.org/
TDAH	http://www.feaadah.org/ http://www.tdahvalles.org/
TRASTORNOS DEL LENGUAJE	http://www.disfasiaenzaragoza.com/
VARIOS	http://www.fundaciongenesygentes.es/ http://www.neuropediatria.org/ http://www.psiquiatriainfantil.es/ http://www.psyncron.com/ http://www. revneurol.com/